P. Landendörfer, F. H. Mader (Hrsg.)

PRAXISHILFEN
Praktische Geriatrie

Der ältere Patient beim Hausarzt

Susanne Grundke | Andreas Klement

Pflegebedürftigkeit

Beratung – Betreuung – Zusammenarbeit

Band 5

27 Kasuistiken, 4 Tabellen, 3 Abbildungen

Bibliografische Information der Deutschen Bibliothek

Die Deutsche Bibliothek verzeichnet diese Publikation in der Deutschen Nationalbibliografie; detaillierte bibliografische Daten sind im Internet über <http://dnb.ddb.de> abrufbar.

ISBN 978-3-87409-586-0

Band 5 der Reihe Praxishilfen–Praktische Geriatrie

ISSN 2190-4669

Herausgeber der Reihe:

Dr. med. Peter Landendörfer, Geriater
Prof. Dr. med. Frank H. Mader

Fachärzte für Allgemeinmedizin, Lehrbeauftragte für Allgemeinmedizin an der Technischen Universität München

Autoren:

Prof. Dr. phil. Susanne Grundke (M.A.), Professorin für angewandte Pflegewissenschaft, Hochschule für Technik und Wirtschaft des Saarlandes, Saarbrücken

Prof. Dr. med. Andreas Klement, Facharzt für Allgemeinmedizin, Facharzt für Chirurgie, Leiter der Sektion Allgemeinmedizin, Martin-Luther-Universität, Halle-Wittenberg

Dieses Buch wurde mit größtmöglicher Sorgfalt geschrieben; dennoch sind einzelne Fehler nicht auszuschließen. Darüber hinaus ist, wie jede Wissenschaft, auch die Ernährungswissenschaft ständigen Entwicklungen unterworfen. Forschung und klinische Erfahrung erweitern unsere Erkenntnisse. Soweit in diesem Buch eine Dosierung oder Applikation sowie sonstige Daten erwähnt werden, darf der Leser zwar darauf vertrauen, dass Autoren, Herausgeber und Verlag große Sorgfalt darauf verwandt haben, dass die Angaben dem aktuellen Wissensstand bei Fertigstellung des Werkes entsprechen. Es kann jedoch vom Verlag keine Gewähr übernommen werden. Derartige Angaben müssen vom jeweiligen Anwender im Einzelfall anhand der Originalliteraturstellen auf ihre Richtigkeit und/oder Aktualität überprüft werden.

Die Autoren freuen sich über konstruktive Kritik bzw. Hinweise auf Fehler oder Ungenauigkeiten im Text. Geschützte Warennamen (Warenzeichen) werden nicht besonders kenntlich gemacht. Aus dem Fehlen eines solchen Hinweises kann also nicht geschlossen werden, dass es sich um freie Warennamen handelt.

KIRCHHEIM

1. Auflage 2015
© Verlag Kirchheim + Co GmbH
Kaiserstr. 41, 55116 Mainz
www.kirchheim-shop.de

In Kooperation mit:
Der Allgemeinarzt
www.allgemeinarzt-online.de

Inhalt

Zu den Autoren

Prof. Dr. phil. Susanne Grundke (M.A.), Professorin für angewandte Pflegewissenschaft, ist ausgebildete Altenpflegerin mit gerontopsychiatrischer Zusatzqualifikation. Nach langjähriger Berufsausübung studierte sie Psychologie, Soziologie und Pädagogik in Magdeburg und Savannah/GA, USA, mit pflegepraktischer Schwerpunktsetzung. Seit 2014 leitet Prof. Grundke den ausbildungsintegrierten generalistischen Studiengang „B. Sc. Pflege“ am Department Gesundheit und Pflege an der Hochschule für Technik und Wirtschaft des Saarlandes.

Prof. Dr. med. Andreas Klement schloss an sein Medizinstudium an der Charité 6 Jahre Weiterbildung in der Allgemein-, Unfall- und Gefäßchirurgie in Berlin bis zum Facharzt für Chirurgie an. Danach folgten weitere 2 Jahre Herzchirurgie und Intensivmedizin am Herzzentrum Dresden. 2004 Wechsel in die Allgemeinmedizin mit Abschluss als Facharzt für Allgemeinmedizin. Seitdem niedergelassen in hausärztlicher Gemeinschaftspraxis in Dresden. Seit 2004 war Prof. Klement zuerst in Leipzig und seit 2006 in Halle als Wissenschaftlicher Mitarbeiter in der Allgemein-medizin tätig. 2010 wurde er zum Honorarprofessor für Allgemeinmedizin bestellt. Seine Arbeitsschwerpunkte sind die Lehre in Aus- und Weiterbildung, Forschung zur Qualitätsförderung, Leitlinienimplementierung sowie zur Kommunikation an Schnittstellen hausärztlicher Versorgung.

* Aus Gründen der besseren Lesbarkeit wird auf die gleichzeitige Verwendung männlicher und weiblicher Sprachformen verzichtet. Sämtliche Personenbezeichnungen gelten gleichwohl für beiderlei Geschlecht.

Vorwort

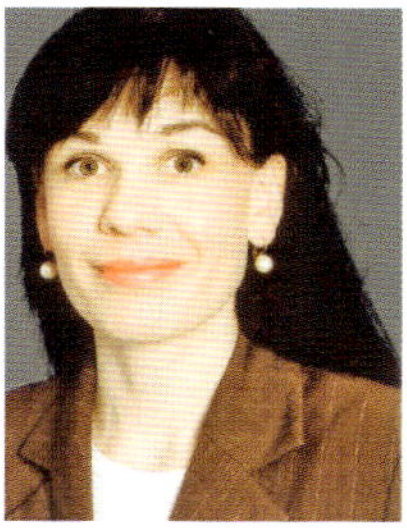
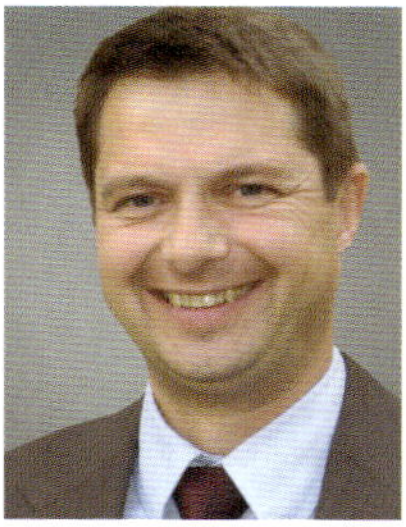

Prof. Dr. phil. S. Grundke Prof. Dr. med. A. Klement

Der ältere Patient beim Hausarzt* – das bedeutet, auf den besonderen Beratungsbedarf pflegebedürftiger Patienten und pflegender Angehöriger gut vorbereitet zu sein. Fragen zur Beantragung einer Pflegestufe gehören mittlerweile ebenso zum hausärztlichen Beratungsalltag wie Fragen zu Leistungen der Pflege- und Krankenversicherung. So gehen Pflegebedürftige und deren (pflegende) Angehörige nicht selten davon aus, dass der Hausarzt einen Rollstuhl oder anderes für die Pflege Notwendige ganz selbstverständlich auf Rezept verordnen kann. Umso wichtiger ist es für ihn, einen Überblick über Leistungen der Pflege- und Krankenversicherung sowie über Verordnungsmöglichkeiten von (Pflege-) Hilfsmitteln und Heilmitteln zu haben. Unsere Praxishilfe informiert darüber hinaus auch, wie der Hausarzt pflegebedürftige Patienten und deren Angehörige darin unterstützen kann, Zugang zu geeigneten Pflege-, Versorgungs- und Betreuungsleistungen zu finden.

Der ältere Patient beim Hausarzt – das bedeutet auch, die Zusammenarbeit mit Pflegefachkräften in häuslicher und langzeitstationärer Versorgung gemeinsam kooperativ zu gestalten. Eine effektive Patientenversorgung im interdisziplinären Team gelingt, wenn die Patientenversorgung in wechselseitigem Austausch zwischen Hausarzt und Pflegefachkräften organisiert ist. Nur so kann der Hausarzt sicherstellen, dass komplexe Krankheitsbilder richtig in den Pflegeprozess übersetzt und Komplikationen systematisch übermittelt werden. Unser Büchlein zeigt trotz des bewusst knappen Textes auch Möglichkeiten der Gestaltung gemeinsamer Pflegeheimvisiten, kooperativer Fallplanung und des systematischen Austausches auf.

Prof. Dr. phil. Susanne Grundke

Professur für angewandte Pflegewissenschaft, Altenpflegerin; Studiengangsleitung „B. Sc. Pflege“ (generalistisch); Department Gesundheit und Pflege; Hochschule für Technik und Wirtschaft des Saarlandes, Homburg

Prof. Dr. med. Andreas Klement

Facharzt für Allgemeinmedizin und Chirurgie, Leiter der Sektion Allgemeinmedizin Martin-Luther-Universität Halle-Wittenberg

Die Autoren bedanken sich bei Dipl.-Pflegepädagogin Melanie Rech für kritische Durchsicht und wertvolle Hinweise.
Dr. Peter Landendörfer und Professor Frank H. Mader danken wir für die praxisgerechte Lektorierung und die Herausgabe des sehr umfänglichen Themengebietes als übersichtliche Praxishilfe.

Geleitwort

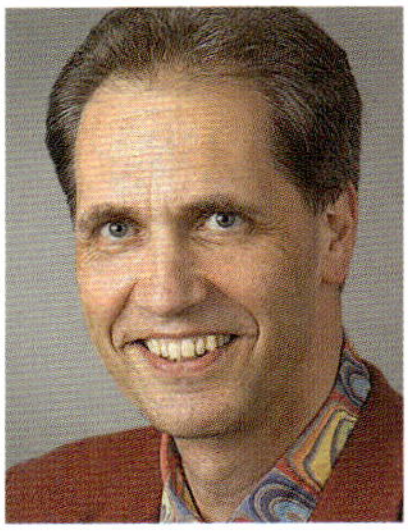

Dr. med. U. Popert

Am Anfang des Medizinstudiums steht das Pflegepraktikum. Das ist kein Zufall. In der Klinik, im Heim, in der häuslichen Betreuung greifen wir auf diese anfänglichen Erfahrungen zurück und erleben oft genug, wie viel eine gute und menschliche Pflege bewirken kann.

Vieles hat sich jedoch in den letzten Jahren geändert. Besonders wir Hausärzte sind mit neuen Problemfeldern in einer alternden Gesellschaft konfrontiert. Die Zusammenarbeit mit Pflegefachkräften in der ambulanten und stationären Altenhilfe wird komplexer. Immer häufiger bitten pflegende Angehörige um Rat bei der Anschaffung von Hilfsmitteln oder zur Inanspruchnahme von Leistungen der Pflegeversicherung. Oftmals ist es für uns Hausärzte schwer, alle Regularien der Pflegearbeit oder zu Leistungsarten der Pflege- und Krankenversicherung und der Heil- und Hilfsmittelverordnung im Blick zu behalten. Hinzu kommt wuchernde und oftmals schwer verständliche Bürokratie mit vielen Formularen und unüberschaubaren Paragraphen – in der Pflege und der Hausarztpraxis gleichermaßen.

Umso wichtiger ist die Arbeit der beiden Autoren aus Pflegewissenschaft und täglicher Praxis. Möglichkeiten der Verbesserung der Zusammenarbeit zwischen Hausarzt und Pflege werden anhand zahlreicher Kasuistiken, Tipps und Merksätze ebenso besprochen, wie häufige Problemstellungen in Beratungsgesprächen mit pflegenden Angehörigen. Dieses Buch wird Ihnen helfen, den oftmals aufwendigen und anspruchsvollen Informationsaustausch mit den Pflegekräften zu systematisieren und die so wichtigen Beratungsgespräche mit den pflegenden Angehörigen für beide Seiten zufriedenstellend zu führen.

Warum gibt es dieses Buch eigentlich erst jetzt?

Dr. med. Uwe Popert

Facharzt für Allgemeinmedizin; Sprecher Sektion Versorgung DEGAM; Lehrbeauftragter Abteilung Allgemeinmedizin Universität Göttingen

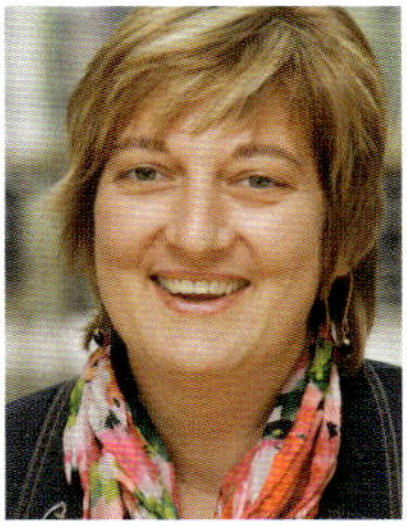

Prof. Dr. phil. G. Meyer

Pflegebedürftig – was nun?

In Deutschland gab es 2011 ca. 2,5 Millionen pflegebedürftige Menschen im Sinne des Sozialgesetzbuches (SGB) XI. Etwa 30 % von ihnen werden hierzulande in Heimen, 70 % aber zu Hause gepflegt, entweder allein durch Angehörige (ca. 2/3) oder durch ambulante Pflegedienste bzw. durch Angehörige und Pflegedienste zusammen. Mit anderen Worten: Pflege findet in Deutschland zu Hause statt und wird mehrheitlich von Angehörigen geleistet.

Oftmals werden – lange bevor die Betreffenden formale Leistungen in Anspruch nehmen – zu Hause Pflege- und Unterstützungsbedarfe umfassend kompensiert durch die Familie und Freunde. Ein kritisches Ereignis wie ein Krankenhausaufenthalt legt dann häufig zum ersten Mal in aller Deutlichkeit offen, dass es so nicht weitergehen kann. Eine Pflegestufe muss her, um bessere Versorgung gewährleisten zu können und Pflege- und Versorgungsleistung auch monetär abzubilden.

Der Hausarzt nimmt zweifelsohne eine exponierte Rolle ein im Zugang zu formal abgesicherter Pflegebedarfsdeckung. Der Pflegeverlauf ist zumeist dynamisch, d. h. neue Bedürfnisse entstehen im Verlauf der Lebensphase der Pflegebedürftigkeit; und hier ist es von entscheidender Bedeutung, dass Hausarzt und Angehörige wissen, an wen sie sich wenden können, um die richtige Beratung zum richtigen Zeitpunkt zu erhalten (z. B. Patientenverfügung oder Vorsorgevollmacht), oder welche Angebote zu welchem Zeitpunkt am meisten Entlastung für alle Betroffenen bedeuten.

Das Autorenteam aus Allgemeinmedizin und Pflegewissenschaft garantiert, dass hier vernetzt gedacht wird zum Wohle der Pflegebedürftigen und ihrer pflegenden Angehörigen. Dieses Praxisbüchlein trifft genau den Nerv der Zeit. Danke für diese willkommene Initiative!

Prof. Dr. phil. Gabriele Meyer

Professur für Gesundheits- und Pflegewissenschaft; Direktorin Institut für Gesundheits- und Pflegewissenschaften; Martin-Luther-Universität Halle-Wittenberg

Abkürzungsverzeichnis

MDK	Medizinischer Dienst der Krankenkassen
SGB	Sozialgesetzbuch
BMG	Bundesministerium für Gesundheit
BRi	Richtlinien des GKV-Spitzenverbandes zur Begutachtung von Pflegebedürftigkeit nach dem XI. Buch des Sozialgesetzbuches (Begutachtungs-Richtlinie)
GKV	Gesetzliche Krankenversicherung
HilfsM-RL	Richtlinie über die Verordnung von Hilfsmitteln in der vertragsärztlichen Versorgung (Hilfsmittel-Richtlinie)
ICF	International Classification of Functioning, Disability and Health
KVB	Kassenärztliche Vereinigung Bayerns
G-BA	Gemeinsamer Bundesausschuss
MDS	Medizinischer Dienst der Spitzenverbände der Krankenkassen
DNQP	Deutsches Netzwerk für Qualitätsentwicklung in der Pflege
BESD	Beurteilung von Schmerzen bei Demenz
BISAD	Beobachtungsinstrument für das Schmerzassessment bei alten Menschen mit Demenz
ZOPA®	Zurich Observation Pain Assessment
BÄK	Bundesärztekammer
ZEKO	Zentrale Ethikkommission
DEGAM	Deutsche Gesellschaft für Allgemeinmedizin
EBM	Einheitlicher Bewertungsmaßstab (hier für die Arztgruppe Hausarzt)
VERAH®	Versorgungsassistentin in der Hausarztpraxis

1. Rahmenbedingungen

In Deutschland sind gegenwärtig mehr als etwa 2,5 Millionen Menschen pflegebedürftig im Sinne des Pflegeversicherungsgesetzes (SGB XI). Davon werden mehr als zwei Drittel zu Hause versorgt. Die Zahl der Empfänger von Hilfe zur Pflege stieg 2012 auf 439 000 (BMG 2014) an. Damit gehören Fragen zu Leistungen der Pflege- und Krankenversicherung und zu unterschiedlichen Versorgungsformen zunehmend häufiger zum hausärztlichen Beratungsalltag. Das bedeutet speziell für den Hausarzt, auf den besonderen Beratungsbedarf pflegebedürftiger Patienten und deren Angehöriger[1] gut vorbereitet zu sein. Kapitel 1 gibt einen Überblick über Leistungen der Pflege- und Krankenversicherung sowie über Verordnungsmöglichkeiten von (Pflege-) Hilfsmitteln und Heilmitteln.

Fall 1

Frau Tappert, 78 Jahre und alleinstehend; seit 6 Monaten Chemotherapie wegen hochmalignem Non-Hodgkin-Lymphom. Darunter auftretende Schwäche, Gewichtsverlust, Verwirrtheit, Angstzustände und wiederholte Sturzereignisse lassen absehbar den weiteren Verbleib in der Häuslichkeit nicht zu. Möglicherweise dauerhafte vollstationäre Pflege erforderlich. Der Sohn, zu Besuch aus einer anderen Stadt, kommt zusammen mit seiner Mutter in die Sprechstunde, um Rat und Hilfe zu suchen: *„Frau Doktor, welche Leistungen aus der Pflegeversicherung können wir bei der Pflegekasse beantragen?“*

1.1 Pflegestufen und Leistungsarten

Sachleistungen und Pflegegeld

Die wichtigsten Leistungsarten der Pflegeversicherung (SGB XI) bei Eintritt von Pflegebedürftigkeit sind Sachleistungen und Pflegegeld (Fall 1):

- Sachleistungen werden durch Pflegefachkräfte erbracht (§ 36 SGB XI). So werden beispielsweise bei teilstationärer Pflege, Kurzzeitpflege oder vollstationärer Pflege über die „Sachleistungen“ Leistungen der medizinischen Behandlungspflege oder sozialen Betreuung finanziert. Sachleistungen beziehen sich nicht auf die Heil- und Hilfsmittelversorgung.
- Pflegegeld wird dem Versicherten häufig im Zusammenhang mit Angehörigenpflege gewährt (§ 37 SGB XI). Das Pflegegeld kann selbstbestimmt für das Beschaffen von Pflegehilfen bzw. Unterstützungsleistungen eingesetzt werden.

1 Die Begriffe „Angehörige“ und „Zugehörige“ werden synonym verwandt, da Betreuungsverhältnisse auch außerhalb des familiären Kontextes denkbar sind.

Eine Kontrolle, für welche Unterstützungsleistungen das Pflegegeld eingesetzt wird, erfolgt nicht. Personen, die jedoch auf Sachleistungen verzichten und ausschließlich Pflegegeld in Anspruch nehmen, sind verpflichtet, sich regelmäßig von einem dafür zugelassenen Pflegedienst oder einer Pflegefachperson beraten zu lassen.

Die Pflegefachperson wird von der Pflegekasse oder dem Versicherungsunternehmen beauftragt und kontrolliert bei Pflegestufe 1 und 2 bis zweimal halbjährlich, bei Pflegestufe 3 einmal vierteljährlich (§ 37 Abs. 3 SGB XI). Der Pflegedienst, der zur Beratung kommt, ist vom Versicherten frei wählbar. Diese Regelung soll eine gute, qualitätsgesicherte Versorgung der Pflegebedürftigen sicherstellen, die nicht über Sachleistungen von professionell Pflegenden versorgt werden. Nehmen Pflegebedürftige diese Beratung nicht in Anspruch, kann das Pflegegeld gekürzt oder gar entzogen werden (§ 37 Abs. 6 SGB XI).

Praxistipp

Raten Sie pflegenden Angehörigen auch bei Pflegestufe 0 zu einer individuellen Pflegeberatung durch einen (zugelassenen) Pflegedienst/Pflegeberater zur Verbesserung der häuslichen Laienpflege. Die Kosten für eine Beratung nach § 37 SGB XI werden auch bei Pflegestufe 0 übernommen. Raten Sie pflegenden Angehörigen zu einem (kostenfreien) Pflegekurs (§ 45 SGB XI). Ansprechpartner in Kap. 3.1 Pflegeberatung.

Kombinationen von Sach- und Pflegegeldleistungen (sog. Kombinationsleistung) sind möglich, wenn der Pflegebedürftige eine Teilunterstützung durch eine professionelle Pflege (z. B. durch ambulanten Pflegedienst) beauftragt und andere Teile der Pflege (z. B. morgendliches Waschen und Anziehen) durch pflegende Angehörige gewährleistet werden (§ 38 SGB XI).

Der Gesamtbetrag der Sach- und Pflegegeldleistungen ist abhängig von der festgestellten Pflegestufe und an diese gebunden. Wenn der Betrag, der pro Pflegestufe für Sachleistungen (professionelle Pflege) vorgesehen ist, nicht ausgeschöpft wird, kann dieser anteilig als Pflegegeld ausgezahlt werden.

Die antragsfähigen Leistungen der Pflegeversicherung sind vielfältig und gehen weit über Sach- und Pflegegeldleistungen hinaus. Im Rahmen der gesetzlich vorgegebenen Höchstgrenzen können pflegebedürftige Versicherte und deren Pflegepersonen nach § 28 SGB XI umfangreiche Leistungen erhalten (Abb. 1).

1.1.1 Beantragung einer Pflegestufe

Definition „pflegebedürftig"

Gemäß § 14 SGB XI gelten Menschen als „pflegebedürftig", wenn sie „wegen einer körperlichen, geistigen oder seelischen Krankheit oder Behinderung für die gewöhnlichen und regelmäßig wiederkeh-

- Pflegesachleistung (§ 36 SGB XI),
- Pflegegeld für selbst beschaffte Pflegehilfen (§ 37 SGB XI),
- Kombination von Geld- und Sachleistung (§ 38 SGB XI),
- Häusliche Pflege bei Verhinderung der Pflegeperson (§ 39 SGB XI),
- Pflegehilfsmittel und technische Maßnahmen (§ 40 SGB XI),
- Tages- und Nachtpflege (§ 41 SGB XI),
- Kurzzeitpflege (§ 42 SGB XI),
- Vollstationäre Pflege (§ 43 SGB XI),
- Pflege in vollstationären Einrichtungen der Hilfe für behinderte Menschen (§ 43a SGB XI),
- Leistungen zur sozialen Sicherung der Pflegepersonen (§ 44 SGB XI),
- Pflegekurse für Angehörige und ehrenamtliche Pflegepersonen (§ 45 SGB XI),
- Leistungen des persönlichen Budgets (§ 35a SGB XI in Verbindung mit § 17 Abs. 2 bis 4 SGB IX).

Abb. 1: *Leistungsarten nach § 28 SGB XI*

Fall 2

Der Sohn berichtet weiter: *„Meine Mutter ist zu schwach, um die morgendliche und abendliche Körperpflege vollständig alleine durchzuführen. Sie benötigt Unterstützung bei Toilettengängen ebenso wie beim An- und Auskleiden. Die Zubereitung des Essens wird von ihr immer häufiger vergessen. Gewichts- und Muskelschwund als Folge der Appetitlosigkeit führen wiederholt zu Sturzereignissen. Die andauernde Verwirrtheit bedingt zeitweise zeitliche und örtliche Orientierungsstörungen; so hat sie sich auch schon beim Einkaufen im nahen Supermarkt verlaufen und wurde von Nachbarn in die Wohnung zurückgebracht. Medikamente werden entweder unregelmäßig oder falsch dosiert eingenommen. Frau Doktor, wie kann ich für meine Mutter eine Pflegestufe beantragen?“*

renden Verrichtungen im Ablauf des täglichen Lebens auf Dauer, voraussichtlich für mind. 6 Monate, in erheblichem oder höherem Maße (§ 15 SGB XI) der Hilfe bedürfen“ (Fall 2).

Um die Pflegebedürftigkeit zu erfassen, hat der Gesetzgeber die gewöhnlichen und regelmäßig wiederkehrenden Verrichtungen des täglichen Lebens in 4 Bereiche gebündelt:

- Körperpflege,
- Ernährung,
- Mobilität,
- hauswirtschaftliche Versorgung.

In der Begutachtung der Pflegebedürftigkeit durch den Medizinischen Dienst der Krankenversicherung (MDK) finden ausschließlich anerkannte Verrichtungen in den Bereichen des täglichen Lebens Berücksichtigung (Abb. 2).

Anerkannte gewöhnliche und wiederkehrende Verrichtungen des täglichen Lebens (§ 14 SGB XI) in den 4 Bereichen

- Bereich der *Körperpflege*: sich waschen, duschen, baden, Zahnpflege, kämmen, rasieren, Darm- und Blasenentleerung;
- Bereich der *Ernährung*: das mundgerechte Zubereiten oder die Aufnahme der Nahrung;
- Bereich der *Mobilität*: das selbständige Aufstehen und Zubettgehen, An- und Auskleiden, Gehen, Stehen, Treppensteigen oder das Verlassen und Wiederaufsuchen der Wohnung;
- Bereich der *hauswirtschaftlichen Versorgung*: das Einkaufen, Kochen, Reinigen der Wohnung, Spülen, Wechseln und Waschen der Wäsche und Kleidung oder das Beheizen.

***Abb. 2:** Anerkannte Verrichtungen des täglichen Lebens (§ 14 SGB XI)*

▶ ***Für die Beantragung einer Pflegestufe muss der Hilfebedarf in der Grundpflege voraussichtlich mindestens 6 Monate bestehen. Wenn jedoch die Lebenserwartung voraussichtlich geringer ist als 6 Monate (Palliativversorgung), so sind Begutachtung von Pflegebedürftigkeit und Beantragung einer Pflegestufe möglich.***

Zuständig für die Begutachtung von Pflegebedürftigkeit ist der MDK. Dieser handelt im Auftrag der Pflegekassen. Die Begutachtung von Pflegebedürftigkeit für Pflegestufengutachten wird häufig von Pflegefachkräften durchgeführt; Heil- und Hilfsmittelgutachten werden von Ärzten oftmals in Zusammenarbeit mit Pflegefachkräften erstellt (vgl. 1.1.2).

Um die Pflegebedürftigkeit begutachten zu lassen, ist es notwendig, einen Antrag auf Begutachtung an die zuständige Kranken-/Pflegekasse zu stellen. Weder für den Erstantrag auf eine Pflegestufe noch für den Höherstufungsantrag gibt es ein verbindliches Formular. Die Anträge auf (Wieder-)Einstufung in eine Pflegestufe können *grundsätzlich formlos* gestellt werden.

Praxistipp

Die meisten Krankenkassen bieten Formulare für Pflegestufenanträge an (elektronisch auf deren Homepage und in Papierform in den Servicestellen). Raten Sie Ihren Patienten, dem Pflegestufenantrag ein Pflegetagebuch beizulegen (siehe Tab. 2, S. 16f).

▶ ***Die Pflegeversicherung tritt ab dem Zeitpunkt der Antragstellung ein, wenn der Antrag positiv beschieden worden ist. Eine rückwirkende Erstattung von Kosten, die vor der Antragstellung entstanden sind, ist nicht vorgesehen. Bei Ablehnung werden die Kosten für bereits in Anspruch genommene Leistungen nicht erstattet!***

1.1.2 Begutachtung von Pflegebedürftigkeit und deren Vorbereitung

Fall 3

Frau Tappert und ihr Sohn fragen sich nun, wie der Hilfebedarf „bewiesen" werden kann. Der Sohn befürchtet, dass seine Mutter bei der Begutachtung versucht, ihren Hilfebedarf zu „überspielen", und während der Begutachtungszeit der tatsächliche Bedarf eines ganzen Tages nicht offenbar wird: *„Frau Doktor, was ist denn eine Pflegestufenbegutachtung und was kommt da auf uns zu?"*

Die Begutachtung erfolgt nach den Richtlinien des GKV-Spitzenverbandes zur Begutachtung von Pflegebedürftigkeit (BRi) in Anlehnung an §§ 17 sowie 53 a Nr. 1, 2, 4 und 5 SGB XI.

Der MDK begutachtet die Pflegebedürftigkeit und empfiehlt eine Pflegestufe (Fall 3). Das Verfahren zur Feststellung der Pflegebedürftigkeit ist in § 18 Abs. 2 Satz 1 SGB XI geregelt.

Begutachtet wird:

- der ursächliche Zusammenhang des vorliegenden Hilfebedarfs mit Krankheit oder Behinderung unter Berücksichtigung vorliegender Krankheiten oder Behinderungen. Hierfür sind bereitgestellte Vorbefunde und ärztliche Diagnosen nach ICD-10 (Krankenhausentlassungsbriefe und/oder Eintragung in der Pflegedokumentation) wichtig;
- das Vorliegen von Pflegebedürftigkeit sowie das Vorliegen einer erheblich eingeschränkten Alltagskompetenz und deren jeweilige Abstufung (BRi 2013);
- der Hilfebedarf bei den sog. Verrichtungen des täglichen Lebens (Abb. 2) wird in Minuten bezogen auf den täglichen Unterstützungsbedarf „gemessen" (Tab. 1, S. 14f).

Fall 4

Der Sohn hakt nach: *„Frau Doktor, wie können wir denn die Minuten an täglichem Unterstützungsbedarf messen?"*

Die Einstufung in eine Pflegestufe erfolgt entsprechend dem zeitlichen Umfang des Hilfebedarfs (Zeitkorridore pro Pflegeverrichtung) bei Verrichtungen des täglichen Lebens (Abb. 2). Dabei ist es erforderlich, dass der Pflegebedarf in Minuten abgebildet wird (bezogen auf den Verlauf eines Tages) (Fall 4). Es wird also erfasst, wie viele Minuten der Unterstützung der Sohn von Frau Tappert täglich aufwenden muss, um seine Mutter beispielweise bei der Körperpflege zu unterstützen.

Die Orientierungswerte für den zeitlichen Aufwand der Unterstützung in Tab. 1. sind für den Gutachter lediglich Anhaltsgrößen zur Feststellung des individuellen Hilfebedarfs (Vollübernahme durch Laienpflegekraft).

Art der Unterstützung	Zeitbedarf
Körperpflege (Auszug)	
□ Ganzkörperwäsche	20 bis 25 Min.
□ Waschen Oberkörper	8 bis 10 Min.
□ Waschen Unterkörper	12 bis 15 Min.
□ Waschen Hände/Gesicht	1 bis 2 Min.
□ Duschen/Baden (inklusive Haarewaschen)	15 bis 20 Min.
□ Zahnpflege	5 Min.
□ Kämmen	1 bis 3 Min.
□ Rasieren	5 bis 10 Min.
□ Hilfe beim Toilettengang	2 bis 6 Min.
□ Wechseln von Inkontinenzprodukten	2 bis 10 Min.
□ Wechseln/Entleeren des Urinbeutels	2 bis 3 Min.
□ Wechseln/Entleeren des Stomabeutels	3 bis 4 Min.
□ Richten der Kleidung im Zusammenhang mit dem Toilettengang	insg. 2 Min.
Ernährung (Auszug)	
□ mundgerechte Zubereitung einer Hauptmahlzeit und Bereitstellen eines Getränkes	2 bis 3 Min. je Mahlzeit
□ Hilfe beim Essen von Hauptmahlzeiten und Trinken (max. 3 Hauptmahlzeiten pro Tag)	15 bis 20 Min. je Mahlzeit
□ Verabreichung von Sondenkost (inklusive der Reinigung des verwendeten Mehrfachsystems bei Kompletternährung)	15 bis 20 Min. am Tag
Mobilität (Auszug)	
□ einfache Hilfe zum Aufstehen/Zubettgehen	je 1 bis 2 Min.
□ Umlagern	2 bis 3 Min.
□ Transfer in den Rollstuhl/den Toilettenstuhl/auf die Toilette/in die bzw. aus der Badewanne/Duschtasse	2 bis 3 Min. je 1 Min.
□ Gehen, Treppensteigen (Weg zum Essen und zum Bad, nicht aber das Spazierengehen und auch nicht Wegstrecken innerhalb der Wohnung)	*Zeit wird individuell erhoben*
□ Verlassen und Wiederaufsuchen der Wohnung im Zusammenhang mit regelmäßigen Verrichtungen (bspw. Dialyse, Ergotherapie und Physiotherapie; nicht das Einkaufen und Spazierengehen)	*Zeit wird individuell erhoben*
□ Ankleiden Oberkörper/Unterkörper	8 bis 10 Min.
□ Entkleiden gesamt	5 bis 6 Min.
□ Entkleiden Oberkörper/Unterkörper	4 bis 6 Min.

Hauswirtschaftliche Versorgung (Auszug)	
□ Einkaufen □ Kochen (hier u. a. Zusammenstellung Diätnahrung) □ Spülen □ Reinigung der Wohnung □ Wechseln/Waschen der Wäsche und Kleidung □ Beheizen der Wohnung	*anfallender Hilfebedarf wird vom Gutachter eingeschätzt*

Tab. 1: *Orientierungswerte zur Pflegezeitbemessung (Vollübernahme durch Laienpflegekraft) für die in § 14 SGB XI genannten Verrichtungen der Grundpflege (BRi 2013, S. 117 ff)*

▶ ***Mit der Neuformulierung des Pflegebedürftigkeitsbegriffes werden „neue Pflegestufen" festgesetzt (fünfgliedrig) ohne Zeitkorridore; stattdessen werden Selbständigkeitsgrade erhoben.***

Die neuen Pflegegrade werden voraussichtlich ab dem Jahr 2017 in Kraft treten. Leistungsumfänge sind zum Zeitpunkt der Drucklegung noch nicht bekannt.

Fall 5

„Frau Doktor, wie können wir zeigen, was meine Mutter im Alltag nicht mehr schafft und was alles nicht mehr geht?"

Der Hausarzt sollte seine Patienten und deren Angehörige darin unterstützen, ein Pflegetagebuch (Tab. 2) zu führen (Fall 5). So fällt dem Gutachter die (Erst-)Beurteilung des Hilfebedarfs leichter und eventuell notwendige Widersprüche sind besser begründbar.

▶ ***Dem Pflegestufenantrag sollte ein Pflegetagebuch beigefügt werden, welches dem MDK-Gutachter einen ersten Eindruck vom Hilfsbedarf ermöglicht – bestenfalls Tagesübersichten über mindestens eine Woche erstellen (Tab. 2, S. 16f).***

Pflegeanforderungen – Dokumentation

Vor- und Zuname des Pflegebedürftigen: ______________________ *Datum des doku*

Erforderliche Hilfe	Zeitaufwand in Minuten			
Tagesgesamt: ______________	*morgens:*	*mittags:*	*abends:*	*nachts:*
Körperpflege				
Ganzkörperwäsche Teilwäsche Oberkörper Teilwäsche Unterkörper Waschen von Händen und Gesicht Duschen Baden Haarewaschen Zahn-/Mundpflege Rasieren Kämmen Hilfe beim Toilettengang Intimhygiene Versorgung mit Inkontinenzprodukten Wechsel oder Entleeren Stoma-/ Urinbeutel Leeren von Urinflaschen/„Toilettenstuhl" An- und Ausziehen nach Toilettengang Anderes				
Ernährung				
mundgerechte Zubereitung und Einschenken von Getränken Nahrungsaufnahme, Trinken anderes				
Mobilität				
Aufstehen/Zubettgehen Gehen zum Essen, im Rahmen der Körperpflege, zur Toilette und zum Schlafen Verlassen, Wiederaufsuchen der Wohnung (regelm. über 6 Monate im Zusammenhang mit Therapien) Treppensteigen An- und Auskleiden anderes				
Hauswirtschaftliche Versorgung				
Einkaufen Kochen Reinigung der Wohnung, Spülen Waschen der Kleidung Beheizen der Wohnung Anderes				

Tab. 2: *Beispiel für ein Pflegetagebuch (mod. Fröse, 2010)*

ıges: ________________

1= Anleitung 2= teilweise Übernahme 3= vollständige Übernahme	Was erschwert die Pflege? Nach BRi 201 (S. 90): Körpergewicht >80 kg; Hemiparesen/Paresen; eingeschränkte Sinneswahrnehmung; zeitaufwendiger Hilfsmitteleinsatz; therapieresistente Schmerzen; eingeschränkte Belastbarkeit bspw. bei Herz- oder Lungenerkrankungen; Verwirrtheitszustände

Fall 6

„Frau Doktor, welche Pflegestufe kriegt meine Mutter und wie viel Geld ist das?“

Nachdem der MDK Zeitaufwand und Umfang festgestellt hat, der für die Unterstützung des Pflegebedürftigen benötigt wird, erfolgt die Einstufung in eine sogenannte Pflegestufe (BRi 2013). An die Festsetzung der Pflegestufe gebunden ist die Höhe des bewilligten Pflegegeldes bzw. der Sachleistungen (Fall 6). Eine Herabstufung oder Hochstufung ist jederzeit möglich, wenn sich der Unterstützungsbedarf ändert.

Im Folgenden werden die aktuell gültigen Pflegestufen im Überblick dargestellt (BMG 2014):

Pflegestufe 0
besonders als Leistungsverbesserung für dementiell erkrankte Menschen gedacht

Voraussetzungen: Trotz erheblich eingeschränkter Alltagskompetenz und Hilfebedarf im Bereich der Grundpflege (Körperpflege, Ernährung, Mobilität) und hauswirtschaftlichen Versorgung sind die Voraussetzungen für die Pflegestufe 1 nicht erfüllt.

Leistungen: Pflegegeld von 123 € oder ambulante Pflegesachleistungen bis zu 231 €/Monat.

Damit können Betreuungsleistungen sowie gerontopsychiatrische Zusatzangebote in Anspruch genommen werden.

Pflegestufe 1
Erhebliche Pflegebedürftigkeit

Voraussetzungen: Wöchentlicher Zeitaufwand im Tagesdurchschnitt 90 min; davon mehr als 45 min für die Grundpflege. Mind. einmal täglich muss ein Hilfebedarf bei mind. 2 Verrichtungen in einem oder mehreren Bereichen der Grundpflege anfallen. Bei der hauswirtschaftlichen Versorgung wird mehrfach in der Woche Hilfe benötigt.

Leistungen: Pflegegeld 244 € oder ambulante Pflegesachleistungen bis zu 468 €/Monat. Für Patienten mit dauerhaft erheblich eingeschränkter Alltagskompetenz steigen die Sachleistungen auf 689 €. Das Pflegegeld erhöht sich in diesem Fall auf 316 €.

Pflegestufe 2
Schwerpflegebedürftigkeit

Voraussetzungen: Mind. dreimal täglich Hilfebedarf bei der Grundpflege (Körperpflege, Mobilität, Ernährung); mehrfach in der Woche Hilfebedarf bei hauswirtschaftlicher Versorgung; wöchentlicher Zeitaufwand im Tagesdurchschnitt 3 Stunden, davon müssen 2 Stunden auf Grundpflege entfallen.

Leistungen: Pflegegeld 458 € oder ambulante Pflegesachleistungen bis zu 1.144 € pro Monat. Für Patienten mit dauerhaft erheblich eingeschränkter Alltagskompetenz steigen die Sachleistungen auf bis zu 1.298 €. Das Pflegegeld erhöht sich in diesem Fall auf 545 €.

Pflegestufe 3
Schwerstpflegebedürftigkeit

Voraussetzungen: Der Hilfebedarf bei der Grundpflege fällt rund um die Uhr an und muss Tag und Nacht (22:00 bis 6:00 Uhr) gegeben sein. Hilfe bei der hauswirtschaftlichen Versorgung wird mehrfach in der Woche benötigt (im Tagesdurchschnitt, auf die Woche gerechnet, mind. 5 Stunden. Dabei müssen mind. 4 Stunden auf die Grundpflege (Körperpflege, Ernährung, Mobilität) entfallen.

Leistungen: Pflegegeld 728 € oder ambulante Pflegesachleistungen bis zu 1.612 €/ Monat.

Härtefallregelung
Geht der Pflegeaufwand weit über die Voraussetzungen für Pflegestufe 3 hinaus, können zusätzliche Leistungen in Anspruch genommen werden (Härtefallregelung). Voraussetzung dafür ist, dass für Hilfen bei der Grundpflege (Körperpflege, Ernährung und Mobilität) mind. 6 Stunden täglich, davon mind. dreimal nachts, notwendig sind. Die Grundpflege sowie auch die Pflege nachts wird nur von mehreren Pflegekräften (zeitlich) gemeinsam erbracht. Mind. bei einer Verrichtung tagsüber und nachts muss neben einer Pflegefachkraft mind. eine weitere Person unterstützend tätig sein. Diese muss nicht notwendigerweise bei einem Pflegedienst beschäftigt sein, sondern kann auch in der Rolle eines Laienpflegers/pflegenden Angehörigen die Pflege unterstützen.

Hilfe bei der hauswirtschaftlichen Versorgung wird ständig benötigt. Dauerhaft bestehende medizinische Behandlungspflege bei Pflegebedürftigen in vollstationären Pflegeeinrichtungen ist zu berücksichtigen.

Leistungen: ambulante Pflegesachleistungen bis zu 1.995 €/Monat.

> **Praxistipp**
>
> Für die Heil-/Hilfsmittelverordnung bietet das „Pflegestufengutachten" mit seinen Empfehlungen u. a. zu Heil- und (Pflege-)Hilfsmittelversorgung im Pflegeplan eine Argumentationshilfe. Die Patienten sollten eine Kopie des Gutachtens mit in die Sprechstunde bringen.

Der MDK erstellt bei Erst- und Folgebegutachtungen neben einer Pflegestufenempfehlung auch einen individuell auf den Patienten ausgerichteten Pflegeplan mit Empfehlungen für

- Hilfsmittel-/Pflegehilfsmittelversorgung,
- Heilmittel,
- Leistungen der medizinischen Rehabilitation („geriatrische Reha"),
- präventive Leistungen,
- wohnumfeldverbessernde Maßnahmen sowie
- Verbesserung/Veränderung der Pflegesituation.

Fall 7

„Frau Doktor, was passiert, wenn unser Pflegestufenantrag abgelehnt worden ist? Wie geht es dann weiter?“

Wenn die Patienten Widerspruch gegen die festgesetzte oder abgelehnte Pflegestufe einlegen möchten (Fall 7), so muss dies unbedingt *schriftlich* (formlos), aber fristgerecht *innerhalb von 4 Wochen* bei der Pflegekasse eingereicht werden.

Der Patient sollte unbedingt im Widerspruchsschreiben (falls noch nicht vorliegend) eine Kopie des originalen MDK-Gutachtens anfordern. So wird es ihm und seinen Betreuungspersonen möglich sein, konkret auf die Entscheidung des MDK-Gutachters zu reagieren.

Meist ist es aber mit dem Ausfüllen des Antrags und eines Pflegetagebuches allein nicht getan. Oftmals geht es auch darum, niedrigschwellige Beratungs-, Betreuungs- und Hilfsangebote oder eine geeignete Unterbringung für den Patienten zu finden. Daher sollte der Hausarzt dem Patienten empfehlen, eine professionelle Beratung in Anspruch zu nehmen (vgl. 3.1). Diese wird u. a. angeboten von

- Pflegeberatern der Pflegekassen, die Ratsuchende auf Wunsch auch im häuslichen Umfeld aufsuchen;
- Pflegestützpunkten (Informationen dazu über das Bürgertelefon, diePflegekasse oder das örtliche Gesundheitsamt);
- der privaten Pflegeversicherung: Pflegeberatung über „COMPASS Private Pflegeberatung“.

▶ ***Pflegende Angehörige und ggf. mitbetreuende Pflegefachkräfte sollten bei der Begutachtung anwesend sein! Der Hausarzt sollte seine Patienten und deren Angehörige im Antrags-/Widerspruchsverfahren unterstützen.***

Praxistipp

Stellen Sie für das Antragsverfahren möglichst umfangreich Behandlungsunterlagen und Vorbefunde zur Verfügung:

- ☐ Vorerkrankungen
- ☐ Diagnose(n), die Pflegebedürftigkeit begründen (nach ICD-10) und in der Reihenfolge ihrer Wertigkeit bezüglich des Pflegebedarfs angegeben werden
- ☐ Diagnose(n), die für eventuelle Therapie- und Rehabilitationsleistungen von Bedeutung sind
- ☐ Klinikaufenthalte
- ☐ Leistungen zur medizinischen Rehabilitation und
- ☐ zur Heilmittelversorgung und
- ☐ zur Hilfsmittel-/Pflegehilfsmittelversorgung sowie
- ☐ zur häuslichen Krankenpflege nach § 37 SGB V

1.2 Wohn- und Versorgungsformen

Die Möglichkeiten pflegerische und/oder hauswirtschaftliche Betreuung und/oder (teil-)stationäre Hilfe zu nutzen, sind vielfältig (Fall 8). Tab. 3, S. 23f gibt einen Überblick über unterschiedliche Wohn- und Versorgungsformen im Hinblick auf die unterschiedlichen Versorgungsanforderungen und -leistungen.

▶ ***Die Leistungen der Pflegeversicherung sichern vorrangig die häusliche Pflege und die Pflegebereitschaft der Angehörigen, damit die Pflegebedürftigen möglichst lange in ihrer häuslichen Umgebung bleiben können. Leistungen der teilstationären Pflege und der Kurzzeitpflege gehen den Leistungen der vollstationären Pflege vor (§ 3 SGB XI).***

Fall 8

Frau Tappert hat schließlich die Pflegestufe 2 bekommen. Sie kann sich nun nicht mehr allein zu Hause versorgen. Sie benötigt neben hauswirtschaftlicher Unterstützung vor allem Hilfe bei der Körperpflege ebenso wie beim Einkaufen und der Zubereitung des Essens. Auch die Medikamenteneinnahme muss überwacht werden. Frau Tappert und ihr Sohn suchen nun eine geeignete Wohn-/Versorgungsform: *„Frau Doktor, meine Mutter möchte vorerst nicht ins Pflegeheim. Gibt es andere Versorgungs- und Wohnformen?“*

Versorgungsmodelle der Zukunft sind ambulant betreute Wohngemeinschaften: Jedem Mitbewohner steht ein eigener Wohn-/Schlafbereich zur Verfügung; Küche und Wohnzimmer werden gemeinschaftlich genutzt. In der gemeinsamen Inanspruchnahme externer Pflege- und Betreuungsleistungen liegt ein entscheidender Vorteil: Pflege- und Betreuungsleistungen sowie hauswirtschaftliche Versorgung können gemeinsam genutzt werden (sog. „Poolen von Leistungen“). Pflegedienste sparen auf diese Weise Zeit und Kosten; die gesparten Kosten können für die Betreuung eingesetzt werden, wie z. B. Präsenzkraft durch 24-Stunden-Betreuung oder hauswirtschaftliche Hilfe (§ 36 Abs. 1 SGB XI). Für wohnumfeldverbessernde Maßnahmen können 4.000 € gewährt werden. Leben mehrere Anspruchsberechtigte in einer Wohngemeinschaft, so kann die Einmalzahlung bis zu 16.000 € betragen.

▶ ***Die Leistungen der Kurzzeitpflege stehen unabhängig von der Pflegestufe allen Pflegebedürftigen in gleicher Höhe zur Verfügung (bis zu 1.612 €/J für bis zu 4 Wochen/Kalenderjahr).***

▶ ***Das Pflegestufengutachten des MDK beinhaltet die Feststellung, ob die häusliche Pflege in geeigneter Weise sichergestellt oder vollstationäre Pflege angebracht ist (BRi 2013 S. 64).***

Versorgungs-anforderungen	Versorgungsform/-leistung

Ihr Patient benötigt Hilfe im Alltag, möchte aber unbedingt zu Hause wohnen bleiben.	*Betreutes Wohnen zu Hause*
	□ Betreuungsvertrag mit ambulantem Pflegedienst oder Trägerverein
	□ Leistungen u. a.:
	  □ regelmäßige Hausbesuche,
	  □ Beratung: u. a. Vermittlung von Dienstleistungen und/oder Angeboten professioneller Pflege von unterschiedlichen Anbietern,
	□ Begleitdienste,
	□ hauswirtschaftliche Unterstützung,
	□ Notrufsystem,
	□ soziale Betreuung (u. a. Organisation sozialer Aktivitäten wie Seniorensport u. a.).

Ihr Patient benötigt Hilfe im Alltag und möchte in eine Wohnung ziehen, welche auf die Bedürfnisse älterer Menschen angepasst ist.	*Betreutes Wohnen* Mietverträge für Einzelwohnungen beinhalten eine Pauschale für verschiedene Betreuungs- und Unterstützungsleistungen. Leistungen u. a.: □ Beratung: u. a. Vermittlung von Dienstleistungen und/oder Angeboten professioneller Pflege von unterschiedlichen Anbietern, □ Begleitdienste, □ hauswirtschaftliche Unterstützung , □ Notrufsystem, □ soziale Betreuung (u. a. Organisation sozialer Aktivitäten wie Seniorensport).

Die häusliche Pflege Ihres Patienten kann tagsüber oder nachts nicht in ausreichendem Umfang sichergestellt werden, weil die pflegenden Angehörigen berufstätig sind oder der Tag-Nacht-Rhythmus umgekehrt ist. Die häusliche Pflege muss deshalb tagsüber oder nachts ergänzt werden.	*Tages- oder Nachtpflege*
	□ zeitweise (teilstationäre) Versorgung in einer Pflegeeinrichtung.
	□ zeitweise Betreuung im Tagesverlauf in einer Pflegeeinrichtung.
	□ Pflegekasse übernimmt
	  □ Pflegekosten,
	  □ Kosten der Behandlungspflege,
	  □ Kosten der sozialen Betreuung,
	  □ Hol- und Bringdienst.
	
	Kosten für Verpflegung müssen privat getragen werden.
	Leistungen der Tages- und Nachtpflege sind kombinierbar mit ambulanten Pflegesachleistungen und können künftig auch ohne Anrechnung von Pflegegeld/ambulanten Sachleistungen in Anspruch genommen werden (BMG 2015).

Der Pflege- und Unterstützungsbedarf Ihres Patienten hat sich vorübergehend erheblich verschlimmert, z. B. im Anschluss an einen Krankenhausaufenthalt.	*Kurzzeitpflege* Für eine begrenzte Zeit vollstationäre Pflege; die Höhe der Leistungen ist unabhängig von der Pflegestufe: bis zu 1.612 € pro Jahr für bis zu 4 Wochen pro Kalenderjahr. □ Bezuschussung: für Unterkunft, Verpflegung sowie Betreuung bei Einschränkung der Alltagskompetenz (z. B. bei demenzbedingter Fähigkeitsstörung). □ Die Hälfte des bisher bezogenen Pflegegeldes wird weitergezahlt. □ Kann nur von zugelassenen Einrichtungen durchgeführt werden. □ Antrag ist bei der Krankenkasse zu stellen. Leistungen der Kurzzeit- und Verhinderungspflege können miteinander kombiniert und dadurch der Leistungsbetrag verdoppelt werden (BMG 2015).

Der pflegende Angehörige fällt vorübergehend aus wegen Krankheit oder Urlaub.	*Verhinderungspflege* □ Pflegeversicherung übernimmt Kosten der Ersatzpflege: 1.612 € pro Kalenderjahr für längstens 6 Wochen pro Kalenderjahr (unter Anrechnung des Anspruchs auf Kurzzeitpflege – bis zu 806 € zusätzlich). □ Anspruch besteht nur, wenn die private Pflegeperson, der pflegende Angehörige den Pflegebedürftigen über mindestens 6 Monate in seiner häuslichen Umgebung gepflegt hat. □ Auch Patienten mit Pflegestufe 0 mit erheblich eingeschränkter Alltagskompetenz können Leistungen der Verhinderungspflege in Anspruch nehmen.
Pflegende Angehörige möchten die Wochenarbeitszeit reduzieren.	*Für pflegende Angehörige: Reduktion Wochenarbeitszeit* Es besteht ein Rechtsanspruch, über 24 Monate hinweg die Wochenarbeitszeit auf bis zu 15 Stunden zu reduzieren. Dies ist jedoch nur in Betrieben möglich, die mehr als 25 Mitarbeiter beschäftigen (BMG 2015).
Pflegende Angehörige müssen in einer akut aufgetretenen Pflegesituation bedarfsgerechte Pflege sicherstellen.	*Für pflegende Angehörige: Lohnersatz bei kurzfristiger Arbeitsverhinderung* Pflegende Angehörige können bis zu 10 Tage der Arbeit fernbleiben (kurzfristige Arbeitsverhinderung im Sinne § 2 Pflegezeitgesetz) Lohnersatz wird gezahlt (BMG 2015).
Körperlich beeinträchtigte Patienten (bspw. nach Schlaganfall) benötigen niedrigschwellige Unterstützungsangebote.	*Niedrigschwellige Entlastungs- und Unterstützungsangebote für körperlich beeinträchtigte Pflegebedürftige* Um zusätzliche niedrigschwellige Betreuungs- und Entlastungsangebote in Anspruch nehmen zu können,, können Leistungen in Höhe von 104 € monatlich bzw. 1.248€ jährlich gewährt werden; zudem können max. 40 % des Anspruchs auf Sachleistungen verwendet werden. Das regionale Unterstützungsangebot muss nach Landesrecht anerkannt sein (BMG 2015).

Tab. 3: *Unterschiedliche Wohn- und Versorgungsformen im Hinblick auf Versorgungsanforderungen und -leistungen*

► ***Der Anspruch auf Kurzzeitpflege gilt ab Zuerkennung der Pflegestufe.***

1.3 (Pflege-)Hilfs- und Heilmittel

Fall 9

Frau Sawatzki ist 71 Jahre alt und wird aufgrund ihrer langjährigen und progredienten Parkinson-Krankheit in der eigenen Wohnung betreut. Infolge zunehmend häufiger „Off-Episoden" und Überforderung des Ehemannes ist sie nun mit Pflegestufe 1 im Pflegeheim eingezogen. Der Ehemann ist in ein benachbartes betreutes Wohnen gezogen und kümmert sich so weit als möglich um seine Frau; er drängt den Hausarzt und die Pflegefachkräfte vehement, alle Möglichkeiten auszuschöpfen, um die noch vorhandenen Fähigkeiten und Ressourcen im Alltag seiner Ehefrau zu erhalten: *„Herr Doktor, was können Sie meiner Frau auf Rezept aufschreiben und was nicht?"*

Betroffene und ihre Angehörigen gehen häufig davon aus, dass Hausärzte alles für die Pflege notwendige Material auf Rezept verordnen können (Fall 9). Für die Beurteilung der Verordnungsfähigkeit ist jedoch u. a. auch die Unterscheidung in Pflegehilfsmittel und in Hilfsmittel (s. u.) wichtig. Im Zweifel hilft den Angehörigen bei der Klärung des Leistungsanspruchs und der Leistungspflicht ein Pflegeberater (z. B. bei einem „Pflegestützpunkt" oder der Pflegekasse) (vgl. 3.1).

Praxistipp

Empfehlungen zur Verordnung von Heil- und (Pflege-)Hilfsmitteln finden sich in der gutachterlichen Stellungnahme des MDK zur „Pflegestufenbegutachtung" im Pflegeplan (vgl. 1.1.2).

Unterscheidung „Hilfsmittel" und „Pflegehilfsmittel"

Hilfsmittel und Pflegehilfsmittel sind unbedingt voneinander zu unterscheiden, was sich in den unterschiedlichen Voraussetzungen des Leistungsanspruchs und der Leistungspflichten (Kostenträger) begründet.

- ***Hilfsmittel werden mittels Kassenrezept Muster 16 verordnet; Kostenträger ist die Krankenkasse.***
- ***Pflegehilfsmittel können ärztlich empfohlen werden; Kostenträger ist die Pflegekasse.***
- ***Für die „zum Verbrauch bestimmten Pflegehilfsmittel" ist keine ärztliche Verordnung nötig, Kostenträger ist die Pflegekasse; Erstattung an Versicherte nur bis 40 €/Monat (§ 40 Abs. 2 SGB XI) (Stand 2015), darüber hinausgehende Kosten muss der Versicherte selbst tragen.***

Hilfsmittel (sächliche Mittel oder technische Hilfen) können von den Pflegekassen gewährt werden. Der Hilfsmittelkatalog sollte dem Hausarzt als Orientierung bei seinen Verordnungen und ärztlichen Empfehlungen dienen. Pflegehilfsmittel sind im Hilfsmittelkatalog in den Produktgruppen 50 bis 54 aufgelistet:

- zur Erleichterung der Pflege (*Produktgruppe 50*), z. B. Pflegebetten und -zubehör, Multifunktionspflegestühle;

- Pflegehilfsmittel zur Körperpflege/Hygiene (*Produktgruppe 51*), z. B. Bettpfannen, Urinflaschen, saugende Bettschutzeinlagen wiederverwendbar;

- Notrufsysteme (*Produktgruppe 52*), z. B. Hausnotrufsysteme als Solitärgerät oder angeschlossen an Zentrale;

- Pflegehilfsmittel zur Linderung von Beschwerden (*Produktgruppe 53*), z. B. Lagerungshilfsmittel;

- zum Verbrauch bestimmte Pflegehilfsmittel (*Produktgruppe 54*), z. B. saugende Bettschutzeinlagen zum Einmalgebrauch, Schutzkleidung, Einmalhandschuhe, Mundschutz und Desinfektionsmittel (nur bei einer schwerwiegenden Infektion des Pflegebedürftigen, z. B. offene Tuberkulose, Hepatitis, Aidsinfektion).

Pflegehilfsmittel sind von Alltagshilfen zu unterscheiden. Sie dienen

- der Erleichterung oder Sicherstellung der häuslichen Pflege;
- der Linderung von Beschwerden, die sich aus der Pflegesituation ergeben;
- der Gewährleistung einer selbständigen Lebensführung (in Abgrenzung zur Erfüllung von Grundbedürfnissen und Behinderungsausgleich – diese unterliegt der GKV).

Die Pflegekasse überprüft die Notwendigkeit der Versorgung mit den beantragten Pflegehilfsmitteln unter Beteiligung einer Pflegefachkraft oder des MDK (§ 40 Abs. 1 SGB XI).

Für die Pflegehilfsmittel ist in der Regel die Pflegeversicherung in der Leistungspflicht. Die Kostenübernahme durch die Pflegekasse erfolgt unabhängig von der festgesetzten Pflegestufe. Für Verbrauchsartikel gilt die Erstattungsgrenze von 40 €/Monat (Stand 2015).

Pflegehilfsmittel können mit einem formlosen Antrag bei der Pflegekasse beantragt werden, wenn die Krankenversicherung keine Leistungspflicht vorsieht (Subsidiaritätsprinzip). Die Prüfung eines Anspruchs auf Leistungen aus der Pflegeversicherung (§ 33 SGB V) besteht.

1.3.1 Anspruch und Leistungspflicht

Fall 10

Herr Sawatzki will mit seiner schwer an Parkinson erkrankten Frau (ausgeprägter Rigor und Akinese mit Sturzgefahr bei On-Off-Episoden) die Pflegestation und das Gelände der stationären Pflegeeinrichtung verlassen können, u. a. um zum Arzt und zur Physiotherapie fahren zu können. Dafür soll ein Rollstuhl angeschafft werden: *„Herr Doktor, ich will meine Frau auch mal auf die Straße schieben können. Steht uns da nicht ein Rollstuhl zu?“*

Im Rahmen der Einzelfallbegutachtung können auf Antrag der Pflege- oder Krankenkasse medizinische und pflegerische Voraussetzungen einer Versorgung geprüft werden (Fall 10) (Tab. 4). Überprüft wird die Notwendigkeit der Versorgung mit den beantragten Pflegehilfsmitteln meist unter Beteiligung einer Pflegefachkraft. Die Unterscheidung zwischen „selbständigerer Lebensführung“ (Pflegekasse) und „Behinderungsausgleich“ (Krankenkasse) ist in der Praxis meist schwierig und im Einzelfall oft Streitpunkt. Auch ist es durchaus möglich, dass eine Ablehnung oder Zusage der Kranken- oder Pflegekasse direkt und ohne Überprüfung durch den MDK erfolgen kann.

Der Rollstuhl als Pflegehilfsmittel zu *Lasten der Pflegekasse* wird von dieser nur bewilligt, wenn Frau Sawatzki z. B über einen Zeitraum von über 6 Monaten zur Physiotherapie transportiert werden muss (pflegestufenrelevant; Dauerverordnung Physiotherapie).

Ohne Vorliegen dieser Voraussetzungen würde der Rollstuhl als „punktuelle Mobilitätshilfe“ in die *Leistungspflicht der Krankenkasse* fallen, da der Rollstuhl dann der unmittelbaren Unterstützung einer ausgefallenen oder beeinträchtigten Körperfunktion, dem mittelbaren Ausgleich einer Behinderung dienen oder den Erfolg einer Behandlung sichern würde.

Versorgungsanspruch zu Lasten der Krankenkasse (§ 3 HilfsM-RL 2012):	**Versorgungsanspruch zu Lasten der Pflegekasse (§ 40 SGB XI Abs. 1–2):**
Hilfsmittel können zu Lasten der Krankenkassen verordnet werden, wenn sie erforderlich sind, um □ den Erfolg der Krankenbehandlung zu sichern, □ drohender Behinderung vorzubeugen oder □ eine Behinderung bei der Befriedigung von Grundbedürfnissen des täglichen Lebens auszugleichen, □ eine Schwächung der Gesundheit, die in absehbarer Zeit voraussichtlich zu einer Krankheit führen würde, zu beseitigen, □ Krankheiten zu verhüten oder deren Verschlimmerung zu vermeiden sowie □ Pflegebedürftigkeit zu vermeiden.	Hilfsmittel können zu Lasten der Pflegeversicherung beantragt werden, □ wenn dadurch die Pflege möglich wird, □ das Hilfsmittel überwiegend zur Erleichterung der Pflege benötigt wird, □ das Hilfsmittel zur Linderung der Beschwerden des Pflegebedürftigen benötigt wird oder □ das Hilfsmittel dem Pflegebedürftigen eine selbständigere Lebensführung ermöglicht.

Tab. 4: *Versorgungsansprüche von Hilfsmitteln und Leistungspflicht zu Lasten Krankenkasse bzw. Pflegekasse*

▶ ***Die Hilfsmittelversorgung über ärztliche Verordnungen ist in den Hilfsmittelrichtlinien des G-BA nach § 92 SGB V geregelt.***

Die konkrete Indikation zur Hilfsmittelverordnung ergibt sich aus der Diagnose unter Gesamtbetrachtung von Aktivitäten und Teilhabe (ICF – vgl. 1.3.2)

- der funktionellen/strukturellen Schädigungen,
- der Beeinträchtigungen der Aktivitäten (Fähigkeitsstörungen),
- der noch verbliebenen Aktivitäten und
- einer störungsbildabhängigen Diagnostik

unter Berücksichtigung von

- Bedarf,
- Fähigkeit zur Nutzung,
- Prognose und
- Ziel (bei Beachtung der Kontextfaktoren „Person" und „Umwelt" § 6 Abs. 3 HilfsM-RL 2012).

Link ICF-Katalog

http://www.dimdi.de/static/de/klassi/icf/

Hilfsmittel werden getrennt von Arzneimitteln und Verbandstoffen mit der *Ziffer 7* im entsprechenden Statusfeld auf dem rosa Rezept verordnet (Ausnahme: Hör- und Sehhilfen) und sollten im Hilfsmittelverzeichnis aufgeführt sein, das aber keine „abschließende Auflistung" darstellt. Die Nennung der ggf. vorhandenen expliziten Positionsnummer des Hilfsmittelverzeichnisses ermöglicht die Verordnung eines spezifischen Hilfsmittels eines bestimmten Herstellers, ohne Positionsnummer ist durch das Sanitätshaus auch die Abgabe eines bauartähnlichen (möglicherweise kostengünstigeren) Hilfsmittels möglich.

▶ ***Auch wenn Hilfsmittelverordnungen zu Lasten der GKV („rosa Rezept" Muster 16) keiner Richtgrößenprüfung unterliegen, gelten die üblichen Maßstäbe von „Notwendigkeit, Wirksamkeit und Wirtschaftlichkeit", um Regressgefahren zu minimieren.***

Neben der obligatorischen Nennung der „Diagnose" und/oder Begründung (z. B. „Harninkontinenz nach Prostata-Op. zur Teilnahme am gesell. Leben") ist bei Einmalartikeln der Tages- bzw. Monatsbedarf oder der Versorgungszeitraum anzugeben. Eine Hilfsmittelverordnung ist 28 Kalendertage gültig. Gesetzliche Krankenkassen dürfen die Versorgung ihrer Versicherten mit bestimmten Hilfsmitteln ausschreiben, damit die Versicherten von den Vertragspartnern der jeweiligen Krankenkasse direkt beliefert werden.

Fall 11

Herr Sawatzki unterstützt den Erhalt der Selbständigkeit seiner im Pflegeheim lebenden Frau so gut er kann. Er bittet nun seinen Hausarzt um ein Rezept für eine speziell angepasste Stützmiederhose für Hüftprotektoren zur Sturzprophylaxe und einen Rollator, um sich auf der Station des Pflegeheims selbständig fortbewegen zu können. Herr Sawatzki geht ganz selbstverständlich davon aus, dass die Krankenkasse in der Leistungspflicht ist: *„Herr Doktor, wer soll denn das jetzt bezahlen?"*

Hilfsmittel in (teil- und vollstationären) Pflegeeinrichtungen

Generell gilt: Die GKV ist für medizinisch notwendige, individuell für den einzelnen Versicherten angepasste Hilfsmittel, die ihrer Natur nach nur für ihn verwendbar sind, leistungspflichtig (Fall 11). Sie hat auch für Produkte einzustehen, die regelmäßig zur Befriedigung eines allgemeinen Grundbedürfnisses außerhalb der stationären Einrichtung oder zur Teilnahme am gesellschaftlichen Leben benötigt werden (vgl. §§ 43, 43a SGB XI).

Demnach ist die Krankenkasse für die Anschaffung der speziell angepassten *Stützmiederhose für Hüftprotektoren* in der Leistungspflicht. Der *Rollator* muss vom Pflegeheim bereitgestellt werden, da der Rollator Frau Sawatzki eine selbständigere Lebensführung ebenso ermöglicht wie eine Erleichterung der Pflege (zum Essen, zur Toilette oder ins Bad gehen).

▶ ***Pflegeheime haben für die im Rahmen des üblichen Pflegebetriebes notwendigen Hilfsmittel selbst zu sorgen (§§ 43 und 43a SGB XI).***

Die Beschaffung von Pflegehilfsmitteln erfolgt in der Regel durch das Heim über einen formlosen Antrag bei der Pflegekasse. Eine ärztliche Verordnung ist hierfür nicht notwendig (Fall 12). Der Hilfsmittelkatalog gilt ausschließlich für die nach dem SGB XI von den Pflegekassen zugelassenen Pflegeheime. Einrichtungen der Behindertenpflege sind ausgeschlossen.

Zu beachten ist, dass Heimbewohner gemäß § 33 SGB V auch Anspruch auf individuelle Versorgung mit Hilfsmitteln zu Lasten der GKV haben, vgl. Abgrenzungskatalog der Spitzenverbände der Krankenkassen zur Hilfsmittelversorgung in stat. Pflegeeinrichtungen, 2007.

Fall 12

Herr Sawatzki bemüht sich weiterhin engagiert um die Mobilisation seiner an Parkinson erkrankten Frau. Er möchte nun bei der Krankenkasse seiner Frau erwirken, dass die Kosten für Anziehhilfen und eine Spezialmatratze zur Dekubitusprophylaxe übernommen werden; er bittet seinen Hausarzt, ihn bei der Durchsetzung seiner Ansprüche zu unterstützen: *„Herr Doktor, stellen Sie sich vor – die Krankenkasse will die Matratze nicht bezahlen."*

Die Entscheidung zur *„leihweisen Überlassung“* von Hilfsmitteln ist den Kostenträgern vorbehalten. Es besteht *keine freie Sanitätshauswahl*, da die Krankenkassen oftmals feste Verträge mit Sanitätshäusern haben.

Die ärztliche Verordnung von Hilfsmitteln zu Lasten der Krankenkassen ist möglich im Zusammenhang mit Prävention oder Behandlung einer Krankheit und/oder zum Ausgleich einer Behinderung. Die Kostenübernahme für Hilfsmittel durch die GKV ist nur möglich, wenn die Produkte im Hilfsmittelverzeichnis gelistet sind.

Die Bewilligung erfolgt nach:

§ 23 SGB V (Medizinische Versorgungsleistungen),

- um Schwächung der Gesundheit entgegenzuwirken, wenn diese Schwächung in absehbarer Zeit zu Krankheit führen würde;
- bei Gefährdung einer gesunden Entwicklung;
- zur Krankheitsprävention (Verhütung/Vermeidung von Verschlimmerung).

§ 33 SGB V

- zur Sicherstellung des Erfolgs einer Krankenhausbehandlung,
- Vorbeugung drohender Behinderung,
- zum Behinderungsausgleich, hier: Wiederherstellung der körperlichen Grundfunktion in Bezug auf anerkannte Grundbedürfnisse des täglichen Lebens (Körperpflege und „Erschließung eines gewissen körperlichen und geistigen Freiraums“).

Die Hilfsmittelversorgung in Kostenträgerschaft der Pflegeversicherung ist in § 40 Abs. 1 SGB XI geregelt. Demnach besteht für Pflegebedürftige (unabhängig von einer Pflegestufe) der Anspruch auf Versorgung mit Pflegehilfsmitteln, die zur Erleichterung der Pflege oder zur Linderung der Beschwerden des Pflegebedürftigen beitragen oder ihm eine selbständigere Lebensführung ermöglichen, soweit die Hilfsmittel nicht wegen Krankheit oder Behinderung von der Krankenversicherung oder anderen zuständigen Leistungsträgern zu leisten sind. Pflegebedürftigkeit reduziert nicht den Anspruch auf Hilfsmittel zu Lasten der Krankenversicherung.

Lagerungshilfen, die zur Vorbeugung eines Dekubitus benötigt werden, können bei der Pflegekasse beantragt werden (formloser Antrag) bzw. müssen in der vollstationären Pflege vom Pflegeheim gestellt werden (§ 43 und 43a SGB XI). Um bei bereits eingetretenem Dekubitus eine weitere Verschlimmerung zu vermeiden und die Voraussetzungen für eine adäquate Wundversorgung zu gewährleisten, sind Lagerungshilfen über die Krankenkasse zu verordnen (Verordnung über Muster 16).

► ***Hilfsmittelversorgung bei Dekubitus: Pflegebedürftige Krankenversicherte müssen von der Krankenkasse eine Anti-Dekubitus-Matratze bewilligt bekommen, wenn diese nach ärztlicher Verordnung zur Behandlung eines akuten oder zur Vermeidung eines unmittelbar drohenden Druckgeschwürs erforderlich ist. (BSG 24.09.2002 – B 3 KR 15/02 R)***

Praxistipp

Zur Absicherung von Arzt und Angehörigen gegen „unerwartete Rechnungen" besser den Zusatzvermerk auf dem Rezept hinzufügen *„Auslieferung nur nach vorheriger schriftlicher Kostenzusage-Erklärung der Kranken- oder Pflegekasse."*

Fall 13

Herr Sawatzki bittet schließlich den Hausarzt um Verordnung von saugenden Inkontinenzhilfen: *„Herr Doktor, das Pflegeheim sagt, ich soll ein Rezept für Windeln holen!"*

Pflegeheime erhalten von der Pflegekasse eine Pauschale für die Beschaffung von saugenden Inkontinenzhilfen (Fall 13). In Einrichtungen, die keine pauschale Vergütung vereinbart haben, ist die ärztliche Verordnung bei medizinischer Notwendigkeit auf Muster 16, inklusive Kennzeichnung der Ziffer 7, möglich. Hierzu reicht die einmalige Feststellung der medizinischen Notwendigkeit bei Erstversorgung aus; Folgeverordnungen sind nicht erforderlich. Wichtig: Diagnose und Behandlungsziel angeben, beispielsweise:

- „mittelgradige Harn- und Stuhlinkontinenz" und
- „zur Teilnahme am gesellschaftlichen Leben".

1.3.2 ICF-Klassifikation im Kontext zu ICD

Die ICF (International Classification of Functioning, Disability and Health, WHO 2001, deutsch: Internationale Klassifikation der Funktionsfähigkeit, Behinderung und Gesundheit), ist eine Klassifikation der funktionalen Gesundheit und ihrer Beeinträchtigungen. Sie gehört zu der von der WHO entwickelten „Familie" von Klassifikationen für die Anwendung auf verschiedene Aspekte der Gesundheit und ergänzt insbesondere die Klassifikation der Krankheiten (ICD). Daher kann die ICF nur dann angewandt werden, wenn als Ausgangssituation eine Krankheit oder eine andere Gesundheitsstörung im Sinn der ICD vorliegt.

▶ ***Für die häusliche Pflege benötigte saugende Inkontinenzhilfen müssen bei der Pflegekasse beantragt werden. Einmalwindeln, Krankenunterlagen u. Ä. fallen jedoch in die Leistungspflicht der Krankenkassen, wenn durch krankheitsbedingte Inkontinenz Dekubitus und/oder Dermatitis drohen oder bereits vorhanden sind und/oder wenn sie nicht nur hygienischen Zwecken dienen, sondern den Patienten in die Lage versetzen, Grundbedürfnisse des täglichen Lebens zu befriedigen, wozu auch die Teilnahme am gesellschaftlichen Leben zählt (§ 33 SGB V; Hilfsmittelkatalog).***

Das Konzept der ICF enthält viele Aspekte, die dem Hausarzt nicht fremd sind (*„das habe ich schon immer gemacht"*, *„... schon immer so gesehen"*). Das Verdienst der ICF ist, dass sie das, was intuitiv gedacht und wonach gehandelt wird, systematisiert und begrifflich formuliert (Schuntermann 2014).

1.3.3 Heilmittelverordnung

Fall 14

Herr Sawatzki macht mehrmals täglich mit seiner Frau Geh-, Bewegungs- und Sprechübungen. Zur Unterstützung seiner Bemühungen möchte er zusätzliche Maßnahmen zur Krankengymnastik, Logopädie und Ergotherapie für seine Frau verordnet bekommen: *„Herr Doktor, meine Frau soll wieder sicherer laufen, greifen und sprechen – wer kann mir helfen, das mit ihr zu üben?“*

Heilmittelverordnungen wie Physiotherapie, Ergotherapie und Logotherapie für Pflegepatienten kommen häufig unmittelbar nach Eintritt der Pflegebedürftigkeit (z. B. nach Akut-Krankenhausaufenthalt) zum Einsatz. Das Behandlungsziel ist dabei in der Regel auf Wiederherstellung, Verbesserung, Erhaltung oder Kompensation der krankheitsbedingten Einschränkungen gerichtet; kurz- bis mittelfristig soll eine Wiederherstellung bedrohter oder eingeschränkter Aktivitäten des täglichen Lebens (z. B. Mobilität) erreicht werden (Fall 14).

Heilmittelverordnungen in der häuslichen oder stationären Pflege können jedoch in Umfang, Intensität und Zielsetzung nicht eine stationäre oder ambulante Frührehabilitation (die sog. *„geriatrische Komplexbehandlung“*) ersetzen.

Wenn infolge eines akuten Ereignisses oder durch eine Verschlechterung des Gesundheitszustandes ein Bedarf nach einer geriatrischen Frührehabilitation entsteht, gilt abweichend von den Kriterien der „medizinischen Rehabilitation“ in Kostenträgerschaft der Krankenkassen, dass diese auch genehmigungsfähig ist (Fall 15), wenn:

- bei vordringlich akutstationärem Behandlungsbedarf gleichzeitig auch Rehabilitationsbedarf besteht,
- die Rehabilitationsfähigkeit erheblich eingeschränkt ist,
- die Rehabilitationsprognose oftmals unsicher ist (BMG, 2004).

Grundsätzlich ist (auch im Hinblick auf Regressgefahren) bei der Heilmittelverordnung (zu Lasten der GKV) für Versicherte in Heimen zu beachten:

- Heilmittel dürfen nicht die „aktivierende Pflege“ zur *„allgemeinen Mobilisation“* ersetzen (Leistung der Pflegeversicherung!).
- Für einen (nicht-ärztlichen) Hausbesuch von Physio- oder Ergotherapeu-

Fall 15

Frau Sawatzki ist im Pflegeheim gestürzt und hat sich eine Schenkelhalsfraktur zugezogen, die endoprothetisch versorgt worden ist; schon nach 6 Tagen ist sie wieder zurück im Pflegeheim. Das Krankenhaus schreibt, Frau Sawatzki sei nicht rehabilitationsfähig und nicht mehr voll zu mobilisieren. Der Sohn kommt entrüstet zum Hausarzt: *„Herr Doktor, das kann doch wohl nicht wahr sein! Das Krankenhaus hat meine Mutter einfach zurückverlegt, sie kann doch noch gar nicht richtig laufen!“*

ten bzw. Logopäden im Pflegeheim müssen medizinische Gründe vorliegen (z. B. Mobilitätseinschränkung!) und die Dokumentation in der Verordnung (Muster 13, 14, 18) muss mit „wesentlichen Befunden“ bzw. „Besonderheiten“ begründet werden!

Praxistipp

Aufgrund des häufig längerfristigen Heilmittelbedarfs von Pflegepatienten ist es empfehlenswert, nach Ausschöpfung der „Verordnungsmenge im Regelfall“ nach Heilmittelkatalog eine sog. „Langzeitverordnung“ bei „langfristigem Heilmittelbedarf“ zu erstellen.

Nach Genehmigung durch die Krankenkasse (auf Antrag des Patienten) werden bei Langzeitverordnung dann die Kosten für den langfristigen Heilmittelbedarf aus den Gesamt-Heilmittelkosten des Arztes herausgerechnet. Die Heilmittelverordnungen müssen aber weiterhin ausgestellt werden, denn deren Rückseite stellt die Abrechnungsgrundlage der Heilmittelerbringer mit der Krankenkasse dar.

- Für Heilmittelverordnung nach Muster 13, 14, 18 sollte beachtet werden:

- Im Feld „Diagnose mit Leitsymptomatik“ muss neben dem Indikationsschlüssel nach Heilmittelkatalog auch die Leitsymptomatik (am besten im Wortlaut des Heilmittelkataloges) ausgeführt sein.

- Im Falle der Beantragung eines *„langfristigen Heilmittelbedarfs“* muss auch die Indikationsdiagnose nach ICD-10 (vierstellig kodiert) aufgeführt sein.

- Einige Krankenkassen verzichten bei bestimmten Diagnosen (siehe Anhang Link zur Handlungsanleitung der KVB) auf eine Einzelfallprüfung, bei den anderen Kassen ist eine ärztliche Bestätigung als Anlage zur Heilmittelverordnung erforderlich. Ein Muster unter *www.kvb.de* in der Rubrik *Praxis/Verordnungen/Heilmittel*.

- Die „Dauerverordnung“ steht unter Genehmigungsvorbehalt der Krankenkasse, daher (sicherheitshalber) immer die „medizinische Begründung“ für „Verordnungen außerhalb des Regelfalles“ ausfüllen.

Praxistipp

Sehr hilfreich für die Erstellung von Heilmittelverordnungen ist die Verwendung eines aktuellen, nach Indikationsgebieten gegliederten Nachschlagewerkes, z. B. erhältlich unter: *www.heilmittelkatalog.de* (im Anhang Beispiel Muster 13, S. 57)

1.3.4 Verordnung von Hauskrankenpflege

Fall 16

Frau Sawatzki hat sich bei einem Sturz in der Dusche eine ca. 10 cm lange Riss-Quetschwunde des rechten Oberschenkels zugezogen. Nach Erstversorgung durch Naht und großflächigen Kompressionsverband im Krankenhause und umgehender Zurückverlegung ins Heim kommt es ab dem 5. Tag zu einer oberflächlichen Wundinfektion, wodurch die Hautnähte entfernt und tägliche Verbandswechsel erforderlich werden. Das Pflegepersonal im Heim lehnt die Wundversorgung als zu „aufwendig" ab. Herr Sawatzki fragt nun: *„Herr Doktor – da muss doch eine Wundschwester kommen – oder?"*

Häusliche Krankenpflege (HKP) wird als satzungsmäßige *Sachleistung* von gesetzlichen Krankenkassen (über *beauftragte Pflegedienste*, welche die Voraussetzungen nach § 132 SGB V erfüllen) erbracht und ist abzugrenzen von der *„häuslichen Pflege"* als einer Leistung der Pflegeversicherung (§ 37 SGB V).

HKP wird von den Krankenkassen genehmigt, wenn diese zusätzlich zur ärztlichen Behandlung erforderlich ist, um eine stationäre Behandlung zu vermeiden/verkürzen, stationäre Behandlung nicht durchführbar (§ 37 Abs. 1 SGB V) oder die Ergebnissicherung der Behandlung anders nicht möglich ist (§ 37 Abs. 2 SGB V) (Fall 16). Üblicherweise wird HKP (also hier auch der Einsatz einer „Wundschwester") nur in der „häuslichen Versorgung", also nicht in Pflegeheimen, genehmigungsfähig sein. Es sei denn, dass eine außerordentlich intensive oder dauerhafte („Tag und Nacht"-) Behandlungs- oder Beaufsichtigungsbedürftigkeit zur Vermeidung von Krankenhausbehandlung über voraussichtlich mind. 6 Monate Dauer (z. B. Beatmungsgeräte) vorliegt (§ 1 Abs.6 bis 7 der Häuslichen Krankenpflege-Richtlinie des G-BA).

▶ ***Die korrekte Erstellung einer „Verordnung häuslicher Krankenpflege" ist wegen der Komplexität mitunter schwierig. So müssen die Voraussetzungen zur Verordnung von Maßnahmen der häuslichen Krankenpflege (Behandlungspflege, Grundpflege, hauswirtschaftliche Versorgung) korrekt dargestellt sein. Zudem ist zwischen häuslicher Pflege als Krankenhausvermeidungspflege oder Sicherungspflege zu unterscheiden. Hilfe bei der richtigen Verordnung häuslicher Krankenpflege bieten spezielle Online-Tutorien. So können möglicherweise versorgungsbeeinträchtigende Nachfragen der Kostenträger oder auch Leistungskürzungen/-ablehnungen vermieden werden.***

2. Zusammenarbeit von Hausarzt und Pflege

Oftmals sind Pflegeheimbewohner nicht mehr in der Lage, die Hausarztpraxis aufzusuchen. Deshalb muss die Zusammenarbeit von Pflegefachkräften und Hausärzten effizient und verständigungsgesichert organisiert werden, um bestmögliche Versorgungsqualität zu leisten. Hierfür sollte der Informationsaustausch zwischen Hausarzt und Pflegefachkräften in der kooperativen Versorgung systematisch und die Abläufe des hausärztlichen Besuchs klar strukturiert sein. Dies ist wichtig, da in der Regel mehrere betreuende Haus- und Fachärzte die Einrichtung aufsuchen. Der Begriff „Pflegeheimvisite“ bezieht sich auf den Besuch des Hausarztes seiner Patienten im Pflegeheim und sollte nicht mit der „Pflegevisite“ verwechselt werden (Fall 17).

▶ ***Pflegeheimvisiten bieten die Möglichkeit zum systematischen Informationsaustausch sowie zur kooperativen Fallplanung zwischen Hausarzt und Pflegefachkräften.***

Pflegevisiten sind in vielen Pflegeheimen Maßnahmen der internen Qualitätssicherung, innerhalb deren der Pflegeprozess und die erbrachten Leistungen (intern durch die Pflegenden selbst) systematisch überprüft und ausgewertet werden (u. a. Risikoeinschätzung, Umsetzung der Expertenstandards). Dazu finden Gespräche zwischen Pflege(fach)kräften und (soweit möglich) mit den Gepflegten und deren Angehörigen/Betreuern statt. Eine gute Pflegevisite endet mit der Bewertung der Pflegequalität (turnusmäßige Evaluation) und deckt Verbesserungspotentiale zur Weiterentwicklung

Fall 17

Herr Zimmermann ist 82 Jahre alt. Erstaufnahme im Pflegeheim mit Pflegestufe 1 wegen dekompensierter Herzinsuffizienz bei Drei-Gefäß-KHK mit rezidivierenden Pleuraergüssen, COPD und chronischer Niereninsuffizienz Grad 3. Der Patient hat Belastungsluftnot schon bei der Mobilisation aus dem Bett, chronischen Juckreiz, wechselnde Schmerzen in der Wirbelsäule sowie Schlafstörungen. Kognitiv ist er voll leistungsfähig und will seine Behandlung mitbestimmen. Eine erneute Krankenhausbehandlung lehnt er ab. *„Schwester Monika, wird mich die Ärztin auch im Pflegeheim besuchen, um eine Visite zu machen? Werden Sie ihr auch sagen, wie es mir geht?“*

Praxistipp

Der Hausarzt sollte die Protokolle/Berichte der Pflegevisiten in seine Hausbesuche einbeziehen. Diese sind obligatorischer Bestandteil der Pflegeprozessplanung/-dokumentation.

Pflegefachkräfte sammeln ihre Beobachtungen systematisch in der Pflegedokumentation – u. a. zu Veränderungen des Allgemeinzustandes. Der Hausarzt profitiert für seine Therapieplanung von dieser systematischen Erfassung des körperlichen, geistigen und psychosozialen Befindens.

der Pflegequalität auf (einschließlich der Ermittlung von Fortbildungsbedarfen). Pflegeeinrichtungen sind gemäß Pflegequalitätssicherungsgesetz (PQsG) und § 114 SGB XI zur sektoren- und berufsgruppenübergreifenden Qualitätssicherung aufgefordert. Der MDK überprüft die Einhaltung dieser Verpflichtung.

2.1 Pflegeheimvisite

Neben der Anordnungs- und Dokumentationspflicht obliegt dem Hausarzt auch die Instruktions- und Überwachungspflicht, d. h. er ist gehalten, präzise Angaben zu den verordneten Maßnahmen (z. B. Behandlungspflege oder Arzneimitteltherapie) und deren Durchführung zu machen sowie die verordneten Therapien zu überwachen.

Im Rahmen der Erst- und Regelvisite sollte der Arzt sicherstellen, dass die Pflegefachkraft (Fall 18):

Fall 18

Die Hausärztin sucht Herrn Zimmermann zur Erstvisite im Pflegeheim auf. Die Pflegefachkraft bittet sie darum, ihre Eintragungen in der Pflegedokumentation vorzunehmen. Als Diagnosen dokumentiert die Ärztin: „COPD, Niereninsuffizienz Grad 3, dekompensierte Herzinsuffizienz bei Drei-Gefäß-KHK mit rezidivierenden Pleuraergüssen". Danach überlegt die Ärztin, wie sichergestellt werden kann,

- dass die Pflegefachkräfte den Zusammenhang zwischen dekompensierter Herzinsuffizienz mit Pleuraerguss und Belastungsdyspnoe korrekt in Pflegehandeln übersetzen,
- dass die Risikobeurteilung von Luftnot und Erstmaßnahmen beherrscht wird,
- dass die ausreichende Flüssigkeitszufuhr mit Blick auf COPD/Sekretlösung vs. Trinkmengenbeschränkung bei Niereninsuffizienz richtig eingeschätzt wird sowie
- ob erlaubte Speisen bekannt sind.

Schließlich bittet sie: *„Schwester Monika, bitte lassen Sie uns die Visite gemeinsam machen."*

- komplexe Krankheitsbilder richtig in den Pflegeprozess übersetzt;
- alle wichtigen Parameter der Patientenbeobachtung im Blick hat;
- Komplikationen rechtzeitig erkennt, richtig beurteilt sowie systematisch an den Arzt übermittelt.

Die Erstvisite sollte gemeinsam mit den Pflegefachkräften erfolgen. Dies dient der Verständigungssicherung zwischen Hausärzten und Pflegenden im Sinne eines gemeinsamen Ausgangsbefundes und der anschließenden Fallplanung.

Gemeinsam genutzte Assessmentinstrumente helfen, behandlungswichtige Informationen zwischen Arzt und Pflegefachkraft verständigungs- und ergebnisgesichert auszutauschen, um Beobachtungen zu objektivieren (vgl. 2.3.).

2.1.1 Erstvisite

Verschiedene Checklisten können dem Hausarzt helfen, die Erstvisite bei einem neuen pflegebedürftigen Heim- bzw. Hausbesuchspatienten sowie die Regelvisite zu strukturieren (Abb. 3).

► ***Nicht vergessen: Abrechnung des geriatrischen Assessments nach GNr. 03362 im Rahmen des hausärztlich-geriatrischen Betreuungskomplexes.***

Vorbefunde/Diagnosen besprechen

- □ Stellen Sie den Pflegefachkräften Vorbefunde (z. B. aktuelle Krankenhausentlassungsberichte oder wichtige Facharztbefunde) und Ihre ärztlichen Behandlungsdiagnosen zur Verfügung. Nur so lassen sich pflegerische Maßnahmen im Pflegeprozess effektiv planen (Pflegeschwerpunkte);
- □ Fundament optimal geplanter pflegerischer Maßnahmen sind die vollständig dokumentierten ärztlichen Diagnosen und Verordnungen.

Gemeinsame Aufnahmeuntersuchung / Erstvisite

- □ Pflegefachkräfte verfügen über reiches Wissen an pflegebezogenen Assessmentinstrumenten, die Sie gemeinsam mit den Pflegenden nutzen können (z. B. Timed Up-and-Go, L-Test, Barthel-Index, MMST, Demtect).

Abstimmung der ärztlichen und pflegerischen Versorgung

- □ Vereinbaren Sie, welcher Ansprechpartner verbindlich verantwortlich ist, um die gemeinsame Visite durchzuführen.
- □ Vereinbaren Sie ein Intervall für Hausbesuche (Regelvisiten) gemeinsam mit den Pflegefachkräften.
- □ Vereinbaren Sie mit ausreichend Zeitvorlauf Termine/Visitenintervalle (Empfehlung: alle 6 Wochen in Anlehnung an das Evaluationsintervall der Pflegeakte).
- □ Legen Sie Zeiten fest, zu denen grundsätzlich keine Visiten geplant werden können.
- □ Vereinbaren Sie, ob benötigte Medikamente/Verordnungen im Vorfeld an den Hausarzt (z. B. per Fax oder Anruf) übermittelt werden sollen und ggf. welche MFA Ansprechpartnerin ist.
- □ Legen Sie Bedarfsmedikation fest (Indikation, Maximaldosis, zeitliche Abstände zwischen den Vergaben).
- □ Informieren Sie die Pflegefachkraft über mögliche Komplikationen im Krankheits-/Therapieverlauf, Neben-/Wechselwirkungen von Medikamenten.
- □ Beraten Sie die Pflegefachkraft zur Planung der Pflege bei komplexen Krankheitsbildern, zu wichtigen Parametern der Patientenbeobachtung, zu Maßnahmen der Gesundheitsförderung und Handeln im Notfall.
- □ Stellen Sie sicher, dass die Pflegefachkräfte in der Lage sind, delegierbare ärztliche Leistungen fachgerecht durchzuführen (§ 28 Abs. 1 S. 3 SGB V).
- □ Dokumentieren Sie alle Anordnungen sorgfältig.
- □ Vereinbaren Sie mit den Pflegefachkräften (schriftlich in der Pflegedokumentation), wie bei ungeplanten, akuten Ereignissen vorgegangen werden soll. Bedenken Sie dabei Ihre Erreichbarkeit und Ressourcen.

Abb. 3: *Checkliste Erstvisite (neuer Heim-/neuer Hausbesuchspatient) für den Hausarzt*

2.1.2 Regelvisite

Der Hausarzt sollte die Regelvisite möglichst effizient und vor allem stressfrei vorplanen und durchführen können. Dazu wurde eine Checkliste (Abb. 4) entwickelt. Die Visite findet in möglichst ungestörter Atmosphäre statt.

▶ ***Bei nicht-einwilligungsfähigen Pflegebedürftigen muss der Betreuer, der für die Gesundheitssorge eingesetzt ist, über Veränderungen informiert werden, da dieser die Letztverantwortung z. B. bei Einwilligung in Heilbehandlungen hat.***

Vorbereitung

- ☐ Die verantwortliche Pflegefachkraft bereitet die gemeinsame Visite vor, alle Vorbefunde sind eingelesen in die Pflegedokumentation, die Fachkraft ist vertraut mit dem Fall und auskunftsfähig.

Vorbesprechung anhand der Pflegedokumentation (ohne Patient)

- ☐ Hält das Pflegeheim ein Arztzimmer vor?
- ☐ Situationseinschätzung durch Pflegefachkraft: krankheitsbezogene Probleme/Selbstversorgungsdefizite sowie Ressourcen unter Bezugnahme auf Pflegeanamnese, ggf. veränderte Pflegediagnosetitel, Ergebnisse aus (Re-) Assessment sowie ggf. angepasste Pflegeinterventionen und/oder Hilfs-/Heilmittel.

Gespräch mit Patient. Danach Fallbesprechung mit der Pflegefachkraft

- ☐ Planung des weiteren Vorgehens und Dokumentation.
- ☐ Anpassen der Pflegeplanung, Pflegeintervention/-maßnahmen.
- ☐ Anpassen der Verordnungen, (Bedarfs-)Medikamentenpläne.
- ☐ Im Einzelfall Ergänzungen der dokumentierten Diagnosen.
- ☐ Bei veränderter Therapie entsprechende Instruktion und Beratung der Pflegefachkraft (§ 28 Abs. 1 S. 3 SGB V).

Abb. 4: *Checkliste Regelvisite bei Heim-/Hausbesuchspatienten für den Hausarzt*

2.2 Pflegedokumentation

Fall 19

Herr Herder, 73 Jahre, hat eine langjährige paranoid-halluzinatorische Schizophrenie bei Alkoholkrankheit und wird ernährt über PEG-Sonde bei hochgradiger distaler Ösophagusstenose. Er ist weglaufgefährdet und konsumiert weiter Alkohol außerhalb der Pflegeeinrichtung. Problematisch ist die Gabe von „Ernährungslösungen" und Psychopharmaka, weil der Patient nur unregelmäßig auf die Station zurückkehrt. Ein Betreuer für alle Teilbereiche ist vom Vormundschaftsgericht bestellt. Die Ärztin fragt: *„Schwester Monika, welche Informationen aus Ihrer Pflegedokumentation sind für mich hilfreich?"*

Der Begriff Pflegedokumentation wird häufig umgangssprachlich benutzt für papiergestützte oder elektronische Dokumentationssysteme in Einrichtungen häuslicher und (teil-)stationärer Altenhilfe. Die Pflegedokumentation ist jedoch weit mehr als nur eine „Formular-Sammlung", in der geleistete Pflegearbeit dokumentiert wird (Fall 19).

2.2.1 Aufbau und Anleitung

Eine Pflegedokumentation ist ein komplexes System zur

- Sammlung behandlungs- und pflegewichtiger Informationen,
- problem- und ressourcenorientierten Pflegeprozessplanung,
- systematischen, vollständigen Verlaufsdarstellung,
- Durchführungskontrolle sowie zum
- rechtssicheren Nachweis intern/extern erbrachter Leistungen und
- als Instrument der Qualitätssicherung (vgl. 2.3 Expertenstandards).

► ***„Der Vertragsarzt soll beim (...) Hausbesuch die Pflegedokumentation einsehen, diese für seine Entscheidungen auswerten und seine Anordnungen darin vermerken." Dies gilt für die ambulante und (teil-)stationäre Pflege gleichermaßen (G-BA 2013 in der Richtlinie zur Verordnung häuslicher Krankenpflege, § 92 SGB V).***

Eine effektive Patientenversorgung im interdisziplinären Team gelingt nur dann gut, wenn Planung und Durchführung der Patientenversorgung gemeinsam und im systematischen wechselseitigen Austausch zwischen Hausarzt und Pflegefachkräften geschehen. Richtig genutzt, kann die Pflegedokumentation für Kommunikation und Informationsaustausch zwischen Hausarzt und Pflege von großem Wert sein.

Fall 20

Die Hausärztin fragt: *„Schwester Monika, warum hat jedes Heim eine unterschiedliche Dokumentation? Da finde ich mich nicht mehr durch."*

Wegen der Vielzahl der unterschiedlichen Pflegeverständnisse, Pflegetheorien und -modelle, die den heute gängigen Dokumentationssystemen zugrunde

Praxistipp

Informationen aus der Pflegedokumentation können für den Hausarzt nützlich sein. Ein genauer Einblick lohnt sich:

- Angaben zur Versorgungssituation (u. a. mitbehandelnde Fachärzte, Krankenhausaufenthalte und Hilfsmittelversorgung);
- Hinweise auf Einwilligungsfähigkeit, gesetzliche Betreuer, hinterlegte Vorsorgevollmachten, Patientenverfügungen;
- Hinweis auf freiheitseinschränkende Maßnahmen;
- Grade der Pflegeabhängigkeit und zur Verfügung stehende Ressourcen;
- Risikoerfassung (über Assessmentinstrumente, z. B. Mangelernährung, Sturz, Dekubitus, die in den Expertenstandards enthalten sind);
- Ernährungs-/Trinkprofile;
- Wunddokumentation;
- Schmerzerfassung;
- Vitalzeichenkontrolle;
- Pflegeüberleitungsberichte;
- Bewertung der Wirkung/des Erfolgs der Pflegemaßnahmen (Evaluation).

liegen, gibt es kein einheitliches Dokumentationsmuster (Fall 20).

Pflegetheorien und -modelle sind das Fundament eines Pflegedokumentationssystems; sie beziehen sich auf (unterschiedliche) Auffassungen von Pflegeverständnis sowie auf wissenschaftliche Bezugsrahmen der Pflegepraxis (inhaltliche Ausgestaltung von Pflege).

Die pflegeinhaltliche Orientierung bleibt einer jeden ambulanten/stationären Pflegeeinrichtung selbst überlassen. Es werden daher allgemein zutreffende Aussagen und Empfehlungen in Anlehnung an die „Grundsatzstellungnahme Pflegeprozess und Dokumentation" des Medizinischen Dienstes der Spitzenverbände der Krankenkassen e.V. (MDS) von 2005 zusammengefasst dargestellt.

▶ ***Verbindliche Vorgaben zur inhaltlichen Ausgestaltung der Dokumentationssysteme gibt es nicht.***

Fall 21

Die Hausärztin hakt nach: *„Schwester Monika, welchen Nutzen hat Ihre Pflegeplanung für meine hausärztliche Behandlungsplanung?"*

Die Pflegeplanung kann helfen, den Informationsaustausch zwischen Hausarzt und Pflegefachkraft möglichst effektiv und verständigungsgesichert zu gestalten. Deshalb sollte die Pflegeplanung in die Hausbesuche/Pflegeheimvisiten und damit auch in die hausärztliche Behandlungsplanung einbezogen werden.

Die Pflegeplanung unterstützt den Informationsaustausch sowie die Verständigungssicherung zwischen Hausarzt und Pflege (Fall 21).

Praxisbewährte Tipps zur Pflegeplanung:

- Assessmentinstrumente sichern die Verständigung bei Situations- und Risikoeinschätzung: Tauschen Sie sich

▶ ***Vereinbaren Sie mit den Pflegedienstleitungen der ambulanten/stationären Altenhilfe ein System, welches Ihnen erlaubt, neue pflege- und behandlungsrelevante Informationen schnell und systematisch zu erfassen (Checkliste, Faxvorlage, Vorgehen bei kritischen Situationen) (vgl. 2.1 Pflegeheimvisiten).***

mit den Pflegefachkräften aus, anhand welcher Assessmentinstrumente Sie „objektivierte Daten" erheben und gemeinsam longitudinal bewerten möchten; schöpfen Sie aus den pflegebezogenen Assessmentinstrumenten und Risikoeinschätzungen der Pflegefachkräfte. Nutzen Sie gemeinsam mit den Pflegefachkräften die sog. Expertenstandards (DNQP – vgl. 2.3), die u. a. Assessmentinstrumente bezogen auf eine spezifische Pflegesituation vorschlagen, wie z. B. Pflege von Menschen mit chronischen Wunden oder akuten/chronischen Schmerzen.

- Die Kenntnis aktueller Pflegediagnosen und Risikopflegediagnosen ermöglicht dem Arzt, eine Verschlechterung des Gesundheitszustandes aus der Pflegeakte heraus zu erkennen und berufsgruppenübergreifend entsprechende Maßnahmen zu planen.
- Werfen Sie stets einen Blick auf die Evaluation pflegerischer Maßnahmen (Pflegebericht), um gemeinsam zu überlegen, welche (Neu-)Anpassungen nötig sind.

2.2.2 Pflegeprozessplanung

Die Kenntnis der Systematik und Aussagekraft der Pflegedokumentation und -planung ist für den Informationsaustausch zwischen Hausarzt und Pflegekräften in der kooperativen Versorgung wertvoll. Der Hausarzt profitiert für seine Therapieplanung von der systematischen Erfassung des körperlichen, geistigen und psychosozialen Wohlbefindens seiner Patienten. In gemeinsamen Fallbesprechungen können so ärztliche Therapieziele und Pflegeziele optimal aufeinander abgestimmt werden.

Fall 22

Die Hausärztin bespricht sich mit der Pflegefachkraft: *„Schwester Monika, wie planen Sie Ihre Pflege?"*

Unabhängig vom Dokumentationssystem – papierbasiert oder elektronisch – bilden die Basiselemente analog der (handlungslogischen) Phasen des Pflegeprozesses den Kern eines jeden Dokumentationssystems (Fall 22): Der erste Schritt in der Pflegeprozessplanung besteht in der systematischen Erfassung pflege- und behandlungsrelevanter Probleme, Bedürfnisse, Gewohnheiten, biographischer Aspekte, Fähigkeiten/Ressourcen. Dabei wird der Selbsteinschätzung/Selbstauskunft eben-

▶ ***Die Pflegeplanung (Pflegeprozessplanung) ist von zentraler Bedeutung, um die individuelle Pflege besser planen und prozesshaft begleiten zu können. Sie stellt eine verbindliche Handlungsanleitung für alle an der Pflege Beteiligten dar.***

so viel Bedeutung beigemessen wie der Fremdeinschätzung durch Angehörige und Pflegefachkräfte.

Die gesammelten Daten werden von der Pflegefachkraft in einem nächsten Arbeitsschritt klassifiziert.

Praxistipp

Im „Stammblatt" der Pflegedokumentation sollten sich alle relevanten Informationen finden lassen:

- Versicherungsdaten und Kostenübernahmeregelung,
- Pflegestufe nach SGB XI,
- medizinische Diagnosen,
- Impfungen,
- Informationen zu mitbehandelnden Fachärzten,
- vorhandene und eingesetzte Hilfsmittel,
- Heilmittel (u. a. Krankengymnastik, Ergotherapie),
- Aufenthalte in Krankenhaus, Rehabilitationsklinik u. a.,
- Informationen zu (gesetzlichen) Betreuern/Bevollmächtigten,
- Informationen zu Vorsorgevollmachten und Patientenverfügungen,
- Allergien,
- Kostform,
- Konfession.

Kurze Informationen über den lebensgeschichtlichen Hintergrund (neuer) Patienten werden in einem separaten „Biographiebogen" festgehalten.

Dazu gehören:

- die Situationsbeschreibung (initial oder fortlaufend) unter Zuhilfenahme von Assessmentinstrumenten/-bögen: Einschätzung der Pflegebedürftigkeit, Erfassung der Ernährungssituation, Sturzrisiko, Dekubitusrisikoassessment, kognitiver Status bei Demenz, Verhaltenserfassung bei Demenz, Schmerzerfassung, Mobilitätsassessment, Wundassessment;
- das Erkennen von pflegerelevanten Problemen/Risiken, Ressourcen, Fähigkeiten, Gewohnheiten, Bedürfnissen (Selbst- und Fremdeinschätzung);
- das systematische Bündeln (Klassifizieren) der Daten aus Situationseinschätzung/Informationssammlung, um Pflegediagnosen und Pflegeziele zu formulieren.

Die durchgeführten Maßnahmen der Grund- und Behandlungspflege werden dann – wiederum von der Pflegekraft – im sog. Durchführungsnachweis dokumentiert (jeweils getrennt nach SGB V und SGB XI).

Prophylaktische Maßnahmen werden in der Pflegeplanung/Durchführungskontrolle meist nicht detailliert beschrieben, sondern es wird lediglich auf den entsprechenden Haus- oder Expertenstandard verwiesen (vgl. 2.3).

Die Evaluation der Pflegeinterventionen dient der Pflegefachkraft als Zielerreichungskontrolle und stellt damit die Grundlage für zeitlich festgesetzte, regelmäßige Optimierung/Korrektur im Pflegehandeln dar.

Dem Pflegebericht werden häufig weitere Formulare (Einzelnachweise) angefügt: Ernährungs-/Trinkprofile, Lagerungs-/Bewegungsplan, Wunderfassung, -heilungsverlauf, Risikoerfassung fortlaufend (z. B. Malnutrition, Sturz, Dekubitus), Pflegeüberleitungsberichte (aus Krankenhaus oder Rehabilitationsklinik), Erfassung wahrgenommener Betreuungsangebote (u. a. Ergotherapie), Reha-Sport.

Beispiele für Wund- und Schmerzerfassungsmöglichkeiten, die vom Hausarzt gemeinsam mit der Pflegefachkraft genutzt werden können, finden sich im Anhang, S. 58–63.

2.2.3 Verpflichtungen

Die ärztliche Gesamtverantwortung beginnt damit, die Pflegefachkraft in die Lage zu versetzen, die (medizinische) Behandlungspflege *als ärztlich delegierte Leistung* fachgerecht durchzuführen, und ihr die dafür nötigen Informationen (wie beispielsweise zu Nebenwirkungen und/oder möglichen Risiken einer Behandlung) zur Verfügung zu stellen (Fall 23). Der behandelnde Arzt ist ebenso wie der Einrichtungsträger verpflichtet, eine Gefährdung der Patienten auszuschließen und sich davon zu überzeugen, dass *die Pflegefachkraft ausreichend qualifiziert* ist (§ 28 Abs. 1 SGB V).

Fall 23

Die Hausärztin will sich mit der umfangreichen Pflegedokumentation nicht anfreunden und fragt sichtlich gereizt Schwester Monika: *„Warum muss ich immer alles in Ihre Akte schreiben?"*

▶ ***Die Pflegedokumentation dient im Schadensfall als Beweismittel: Dem anordnenden Arzt obliegt die Gesamtverantwortung und die Kontrolle des Behandlungsverlaufs.***

Ärztliche Anordnungen müssen in der Pflegedokumentation grundsätzlich schriftlich festgehalten werden. Unklar ist jedoch, inwiefern der behandelnde Arzt rechtlich verpflichtet ist, Eintragungen in der Pflegedokumentation vorzunehmen[2]. Die Grundsatzstellungnahme des MDS (2005) empfiehlt Einrichtungsträgern, mit allen an der Versorgung beteiligten Ärzten schriftlich zu vereinbaren, wie die Delegation ärztlicher Leistungen rechtssicher geschehen kann (ebd.).

Der Vertragsarzt sollte „... bei Gelegenheit des Hausbesuches die Pflegedokumentation einsehen, diese für seine Entscheidungen auswerten und seine Anordnungen darin vermerken." (Richtlinien G-BA über Verordnung häuslicher Krankenpflege in der Fassung vom 17.09.2005, §7).

2 Grundsatzstellungnahme Pflegeprozess und Pflegedokumentation – Handlungsempfehlungen zur Professionalisierung und Qualitätssicherung in der Pflege (2005), Medizinischer Dienst der Spitzenverbände der Krankenkassen (Hrsg.), S. 39.

Praxistipp

Wie sollten ärztliche Anordnungen in der Pflegedokumentation festgehalten werden?

Bewährt haben sich in der Praxis:

- Mitdokumentation des Arztes nur in der Pflegedokumentation,
- Verordnungen am sichersten per Fax,
- bei (fern-)mündlicher Verordnung: die Pflegefachkraft liest dem Arzt die niedergeschriebene Verordnung vor; die Richtigkeit der von der Pflegefachkraft dokumentierten ärztlichen Verordnung wird nach der mündlichen Bestätigung des Arztes schriftlich festgehalten mit „v. u. g" (vorgelesen und genehmigt) sowie mit Datum und Unterschrift der Pflegefachkraft versehen.

▶ ***Arbeitsgrundlage professioneller Pflege sind u. a. Expertenstandards (DNQP), die u. a. auch Beratungsaufgaben gegenüber Patienten und Angehörigen beschreiben. Hierfür müssen die Pflegekräfte vollumfänglich in Kenntnis der ärztlichen Diagnosen und Therapiemaßnahmen sein. So können (ggf. zusätzliche) Hilfe- und Unterstützungsangebote, pflegerische Maßnahmen entsprechend ihren ärztlichen Diagnosen kooperativ angepasst werden.***

▶ ***Pflegefachkräfte dürfen nur durchführen/verabreichen, was ärztlich angeordnet ist. Dies gilt auch für rezeptfreie Arzneimittel, die auf Wunsch des Pflegebedürftigen von der Pflegefachkraft verabreicht werden sollen.***
Jede Anordnung bei Bedarfsmedikation muss eindeutig schriftlich in der Pflegeakte formuliert sein: Indikationen, Maximaldosis (Einzel- und Tageshöchstdosis), zeitliche Abstände zwischen den Vergaben (siehe Qualitätsprüfungs-Richtlinie MDK-Anleitung, Transparenzvereinbarung Fassung 2009, S. 117).

Die Pflegefachkraft ist in der Durchführungsverantwortung und damit verpflichtet, die ärztliche Anordnung sach- und fachgerecht durchzuführen. Pflegefachkräfte müssen die Durchführung der ärztlichen Anordnung verweigern, wenn sie einschätzen, dass sie eine sach- und fachgerechte Durchführung nicht gewährleisten können. Dieses Problem entsteht häufig im Zusammenhang mit unpräzisen, unleserlichen oder fehlenden Angaben in der ärztlichen Verordnung. Hier besteht die Pflicht seitens der Pflegefachkraft nachzufragen und Rücksprache mit dem Arzt zu nehmen.

Pflegefachkräfte haben die Möglichkeit, mittels Überlastungsanzeige den Einrichtungsträger in seiner Organisationsverantwortung anzusprechen und über *unzureichende Arbeitsbedingungen* (fehlende, unzureichende Arbeitsmaterialien, Pflichtenkollision bei Personalknappheit u. a.) in Kenntnis zu setzen.

2.3 Expertenstandards

Fall 24

Die Hausärztin will es genau wissen: *„Schwester Monika, was ist ein Expertenstandard und warum ist er für mich wichtig?"*

Professionelle Pflege orientiert sich u. a. an Expertenstandards. Die Expertenstandards werden unter wissenschaftlicher Leitung des Deutschen Netzwerks für Qualitätsentwicklung in der Pflege (DNQP) an der Hochschule Osnabrück entwickelt (Fall 24). In diesem Netzwerk schließen sich Experten aus Pflegepraxis und Wissenschaft zusammen, um Pflege standardisiert, evidenzbasiert und qualitätsgesichert zu gestalten.

Expertenstandards sind evidenzbasierte und konsentierte Instrumente der Qualitätssicherung für die Pflegepraxis. Sie beschreiben, welches Pflegehandeln „State of the Art" ist, und formulieren Kriterien zur Erfolgskontrolle. Ihnen liegt eine systematische Durchsicht nationaler und internationaler Literatur zugrunde, auf deren Grundlage Expertenstandards entworfen und anschließend in Konsensuskonferenzen diskutiert werden. Der „Praxistest" erfolgt in Modellprojekten unter wissenschaftlicher Begleitung.

Die Expertenstandards (DNQP) bieten die Chance, die hausärztliche Patientenversorgung und pflegerische Betreuung gemeinsam qualitäts- und verständigungsgesichert zu gestalten. Sie existieren für

- Dekubitusprophylaxe in der Pflege,
- Entlassungsmanagement in der Pflege,
- Management in der Pflege bei akuten/chronischen Schmerzen,
- Sturzprophylaxe in der Pflege,
- Förderung der Harnkontinenz in der Pflege,
- Pflege von Menschen mit chronischen Wunden,
- Ernährungsmanagement in der Pflege,
- Verbraucherversionen zu den Expertenstandards.

Mit jedem Expertenstandard wird ein Auditinstrument veröffentlicht, mit dem die erfolgreiche Implementierung des Expertenstandards (bzw. des einrichtungsinternen Pflegestandards) in der jeweiligen Pflegeeinrichtung überprüft werden kann.

▶ ***Expertenstandards (DNQP) sind verbindliche Handlungsorientierungen in der Pflegeprozessgestaltung und können somit bei juristischen Auseinandersetzungen als Orientierungsrahmen herangezogen werden (§ 113a Pflege-Weiterentwicklungsgesetz 01.07.2008).***

▶ ***Expertenstandards (DNQP) gelten als vorweggenommene Sachverständigengutachten. Im Schadensfall erfolgt bei Nichtbeachtung oder Nichtumsetzung die Klärung der Haftungsverantwortung (straf- und zivilrechtlich).***

Die inhaltliche Struktur eines Expertenstandards umfasst stets die Risikoerhebung (Screening/Assessment), Verfahrensregelung, Maßnahmenplan, Beratung, Schulung (Patienten und deren Angehörige), interdisziplinäre Zusammenarbeit und Evaluation. In den einzelnen Bereichen sind Anforderungen an Kompetenz/Qualifikation ebenso wie Verantwortlichkeiten dargelegt.

So informiert beispielsweise der Expertenstandard „Schmerzmanagement in der Pflege bei akuten Schmerzen“ u. a. über gesetzliche Rahmenbedingungen pflegerischen Schmerzmanagements, Schmerzassessment (z. B. bei kognitiv eingeschränkten Menschen) oder Möglichkeiten medikamentöser und nicht-medikamentöser Schmerzbehandlung. Anwendungshinweise für die Fremdeinschätzungsinstrumente BESD, BISAD und ZOPA hängen dem jeweiligen Expertenstandard ebenso an wie ein Entwurf zum Aufgabenspektrum und zur strukturellen Einbindung von Pain Nurses und algesiologischen Fachassistenten.

► ***Jeder Expertenstandard empfiehlt Assessmentinstrumente, die von Pflegefachkräften und Hausärzten genutzt werden sollten, um gemeinsam Beobachtungen zu objektivieren (Verständigungssicherung) und den Informationsaustausch zu systematisieren.***

Die Umsetzung/Implementierung der nationalen Expertenstandards in die Pflegepraxis ist bisweilen nicht ganz einfach: Pflegefachkräfte müssen den allgemeingültig formulierten Expertenstandard (DNQP) auf ihr Pflegesetting anpassen (z. B. auf stationäre Altenpflege mit Schwerpunkt Gerontopsychiatrie), d. h. einrichtungsinterne Pflegestandards und Verfahrensanweisungen formulieren (siehe Qualitätshandbuch der Pflegeeinrichtung).

Im Anhang finden sich Informationen zum Expertenstandard Schmerzmanagement in der Pflege bei akuten Schmerzen (S. 64–69) sowie Pflege von Menschen mit chronischen Wunden (S. 70–75).

3. Beratung

Nimmt der Pflegebedarf älterer Patienten und/oder die Belastung pflegender Angehöriger zu, so wird meist der Hausarzt um guten Rat gebeten (Fall 25).

Die Bundesärztekammer (BÄK) und die zentrale Ethikkommission bei der BÄK empfehlen Ärzten, ältere Patienten und Patienten mit prognostisch ungünstigen Leiden zu ermutigen, die künftige medizinische Versorgung mit dem Arzt ihres Vertrauens zu besprechen und ihren Willen zum Ausdruck zu bringen (BÄK und ZEKO 2013). Dieses Kapitel zeigt Möglichkeiten auf, wie der Hausarzt seine Patienten darin unterstützen kann, Zugang zu geeigneten Pflege-, Versorgungs- und Betreuungsleistungen zu finden. Sie finden zudem Kurzinformationen zu so wichtigen Fragen wie Vorsorgevollmacht, Betreuungsverfügung und Patientenverfügung.

3.1 Pflegeberatung

Seit 2009 ist der Anspruch auf Pflegeberatung für Versicherte gesetzlich festgeschrieben. Das Hilfe- und Unterstützungsangebot für chronisch kranke und pflegebedürftige Menschen und deren Angehörige ist mittlerweile nahezu unüberschaubar groß. In Anlehnung an die DEGAM-Leitlinie 6 „Pflegende Angehörige“ ist der Hausarzt in seiner Koordinierungsfunktion gefordert und sollte seine Patienten darin unterstützen, Zugang zu Pflege-, Versorgungs- und Betreuungsleistungen zu finden.

Pflegeberater der Pflegekassen unterstützen Versicherte darin, geeignete Hilfe- und Unterstützungsangebote (Pflege-, Versorgungs- und Betreuungsleistungen) zu finden. Dafür haben Kranken- und Pflegekassen sog. Pflegestützpunkte

Fall 25

Herr Bode ist 81 Jahre alt. Seit 3 Jahren chronisch rezidivierende thorakolumbale Spondylitis mit ausgedehnter Abszessbildung und Perforation im Bereich der linken Flanke bei Zustand nach multiplen Wirbelsäulenoperationen. Er ist versorgt mit einem langstreckigen Fixateur interne. Der Patient leidet an insulinpflichtigem Diabetes, KHK, alkoholischer Leberzirrhose. Jetzt kommt der Patient aus dem Krankenhaus im Rollstuhl sitzend mit einer Abszess-Drainage in seine Wohnung zurück. Eine definitive Sanierung ist nicht mehr möglich und die Beine sind nun zu schwach zum Stehen. Herr Bode und seine Frau sind ratlos, wo sie Informationen zu Pflegeleistungen, Pflegestufenbeantragung und Pflegemittel erhalten können. Sie wenden sich an ihren Hausarzt: *„Herr Doktor, ich möchte die Versorgung für meinen Mann übernehmen, aber ich kann ihn nicht alleine pflegen. Wer kann mir helfen?“*

eingerichtet. Die Pflegeberater besuchen auf Wunsch die Ratsuchenden auch zu Hause.

Praxistipp

Der Hausarzt sollte seine Patienten aufmerksam machen auf das breite Service- und Beratungsangebot der Pflegestützpunkte:

- Pflegestufenbeantragung,
- Beschaffung von (Pflege-) Hilfsmitteln, Wohnraumanpassung,
- Unterstützungsangebote für pflegende Angehörige,
- medizinische Rehabilitation für geriatrische Patienten,
- Fragen zu Schwerbehindertenausweis, Zuzahlungsbefreiung u. a.

Der Hausarzt sollte die Kontaktdaten des nächstgelegenen Pflegestützpunktes kennen, bereithalten und über das Angebot von Pflegestützpunkten informieren können.

▶ ***Zur Sicherung der Versorgungsqualität bei häuslicher (Laien-)Pflege sind Beratungen durch eine/n zugelassene/n Pflegedienst/-fachperson zwingend vorgeschrieben: bei Pflegestufe 1 und 2 halbjährlich; bei Pflegestufe 3 vierteljährlich (§ 37 SGB V). Verzichten die Pflegebedürftigen darauf, kann das Pflegegeld gekürzt oder im Wiederholungsfall entzogen werden.***

3.2 Vorsorgevollmacht, Betreuungsverfügung und Patientenverfügung

Mit der Vorsorgevollmacht kann einer ausgewählten Person die Wahrnehmung einzelner oder aller persönlichen Angelegenheiten übertragen werden, um vorzusorgen, wenn der Patient Entscheidungen nicht mehr selbst formulieren kann (Fall 26). Damit kann der Bevollmächtigte – hier Frau Bode – handeln, ohne dass es weiterer Anträge bedarf. Die Vorsorgevollmacht ermöglicht demnach ein hohes Maß an Eigenverantwortlichkeit des Bevollmächtigten (BMG 2014).

Mit der Betreuungsverfügung besteht die Möglichkeit, im Voraus festzulegen, welche Person das Gericht als Betreuer bestellen soll, wenn Entscheidungen nicht mehr selbst formuliert werden können. Zudem kann bestimmt werden, welche Person auf keinen Fall als Betreuer eingesetzt werden soll.

Fall 26

Herr Bode ist aus dem Krankenhaus zurück. Er hat starke Schmerzen und fühlt sich sehr schwach. In Anbetracht dieser Situation erwägt Herr Bode, eine Vorsorgevollmacht und eine Patientenverfügung zu hinterlegen. Frau Bode möchte die Betreuung ihres schwerkranken Mannes beantragen und wendet sich ratsuchend an ihren Hausarzt: *„Herr Doktor, mein Mann möchte eine Patientenverfügung und Vorsorgevollmacht hinterlegen. Können Sie mir helfen?“*

Eine Betreuungsverfügung erlaubt auch festzuschreiben, welche Wünsche und Gewohnheiten im Krankheits-, Pflege- oder Todesfall respektiert werden sollen (BMG 2014).

Eine Patientenverfügung bietet die Möglichkeit festzulegen, welche medizinischen Maßnahmen gewünscht oder abgelehnt werden. Die Patientenverfügung ist seit September 2009 gesetzlich verankert. Im Gegensatz zur Vorsorgevollmacht tritt regelmäßig das Problem auf, dass neu auftretende gesundheitliche Umstände unpräzise Verfügungen außer Kraft setzen können (BMG 2014).

4. Freiheitsentziehende Maßnahmen

Aktuelle Studien belegen, dass freiheitsentziehende Maßnahmen sehr häufig im Zusammenhang mit der Pflege von Menschen mit Demenz zu beobachten sind (z. B. Weglaufen, Sturzneigung oder herausforderndes Verhalten) (Fall 27).

Freiheitsentziehende Maßnahmen verursachen nachgewiesenermaßen körperliche und psychische Schäden: Zu den häufigen körperlichen Schäden zählen Hautunterblutungen und Druckstellen bis hin zum Dekubitus. Der durch Fixierung bedingte Bewegungsmangel führt häufig zu Kontrakturen, Harn- und/oder Stuhlinkontinenz, wenn der Toilettengang „verlernt" wird, zu Obstipation, Mangelernährung durch Inappetenz bei Bewegungsmangel; die Patienten trocknen aus, wenn sie nicht mehr an ihr Trinkgefäß herankommen.

Häufige psychische Reaktionen auf freiheitsentziehende Maßnahmen sind: Aggression, sozialer Rückzug bis hin zu Depression sowie Abnahme der geistigen Leistungsfähigkeit oder Orientierungsstörungen.

Freiheitsentziehende Maßnahmen liegen vor, wenn eine Person gegen ihren natürlichen Willen durch mechanische Vorrichtungen oder auf andere Weise in ihrer Fortbewegungsfreiheit beeinträchtigt wird und sie diese Beeinträchtigung nicht ohne fremde Hilfe überwinden kann.

Fall 27

Da sich Frau Bode aufgrund einer Blutdruckentgleisung in stationäre Behandlung begeben musste, wird nun die Betreuung ihres pflegebedürftigen Mannes in den kommenden Tagen zunächst über die sog. Verhinderungspflege in einem Pflegeheim erfolgen. Herr Bode kann sich nur schwer an die neue Umgebung gewöhnen. Nachts ist er unruhig und droht aus dem Bett zu fallen; tagsüber will er unablässig die Station verlassen, um den Weg nach Hause zu suchen. Erst kürzlich ist er im angrenzenden Park der Pflegeeinrichtung hilflos gefunden worden. Voller Unverständnis ruft Frau Bode in der Hausarztpraxis an, um die Verordnung beruhigender Medikamente für ihren Mann zu erbitten; sie will das Pflegepersonal anweisen, nachts beide Bettgitter hochzuziehen. Eine gerichtliche Genehmigung liegt nicht vor. Frau Bode ist nicht als Betreuerin bestellt: *„Herr Doktor, bitte schreiben Sie meinem Mann etwas auf, damit er ruhiger wird, und tun Sie etwas, damit er nicht mehr weglaufen kann. Ich habe Angst, dass er stürzt."*

Wichtiger Hinweis

Freiheitsentziehende Maßnahmen sind in Pflegeheimen nur erlaubt:
- bei „informierter Zustimmung" des Betroffenen (Einwilligungsfähigkeit vorausgesetzt);
- bei „rechtfertigendem Notstand" (ohne vorherige Genehmigung), um Selbsttötung oder erhebliche Gesundheitsschädigung abzuwenden (§ 1906 IV BGB); die Genehmigung des Vormundschaftsgerichts muss innerhalb von 48 Stunden nachgeholt werden (*formloser Antrag*);
- bei vorheriger Genehmigung durch das Vormundschaftsgericht.

Informationen zu Genehmigungen des Vormundschaftsgerichts (VormG) finden sich im Stammblatt der Pflegedokumentation. Hausärzte sollten die Kontaktdaten ihres zuständigen Vormundschaftsgerichts kennen und bereithalten.

Beispiele für freiheitsentziehende Maßnahmen:

- Mechanische Fixierungsmaßnahmen, die nicht selbst entfernt oder kontrolliert werden können, die Bewegungsfreiheit einschränken (z. B. Feststellen der Rollstuhlbremsen),
- Verhindern des Verlassens des Bettes durch beidseitig durchgehende Bettgitter,
- Fixiergurte,
- Einsperren durch Verschließen der Türen/Schließvorrichtungen,
- Vorenthalten der Mobilitätshilfen (Rollator, Gehhilfen) sowie
- Verabreichen von Medikamenten zum Zweck der Einschränkung der Fortbewegungsmöglichkeit oder um das Verlassen der Einrichtung zu verhindern (OLG Hamm, BtPrax 1997, 162).

▶ ***Fixiersysteme bergen Sicherheitsrisiken (v.a. Strangulationsgefahr). Zur Risikominimierung sollten Pflegefachkräfte für die fachgerechte Fixierung gesondert geschult sein, um z. B. beim Anbringen eines Bandagen-Fixiersystems das Herauswinden zu verhindern.***

In der Regel leitet der vom Vormundschaftsgericht bestellte Betreuer des Patienten das gerichtliche Genehmigungsverfahren ein. Das Gericht genehmigt dann die jeweilige Entscheidung des Betreuers (nach § 1906 Abs. 2 BGB), ob und für welchen Zeitraum z. B. Bettgitter beidseitig hochgezogen oder Fixiergurte angelegt werden dürfen.

Vorsorgliche Schutzmaßnahmen ohne konkrete Selbst- oder Fremdgefährdung (wie im Fall der beidseitig hochgezogenen Bettgitter von Herrn Bode) sind unzulässig und der Betreuer darf keine Einwilligung zu freiheitsentziehenden Maßnahmen geben. Auch das Vormundschaftsgericht wird in diesem Fall keine Genehmigung für freiheitsentziehende Maßnahmen erteilen.

Praxistipp

Alternativen zu freiheitsentziehenden Maßnahmen

- Förderung der Bewegung;
- geriatrisch rehabilitative Maßnahmen;
- Optimierung der Medikamente;
- Musiktherapie, tiergestützte Therapie, Bewegungstherapie;
- Sturzprophylaxe (Expertenstandard DNQP);
- strukturierende Tagesgestaltung und Angebote für Nachtgestaltung;
- Hüftprotektoren;
- geteilte Bettgitter mit der Möglichkeit, das Bett zu verlassen;
- Signalsysteme.

5. Zehn Goldene Tipps

Im langjährigen hausärztlichen Umgang mit pflegebedürftigen Menschen und ihren Angehörigen sowie in der Zusammenarbeit mit MDK, MFAs und Pflegekräften haben sich einige wertvolle Erkenntnisse ergeben, die wir als die „10 Goldenen Tipps“ bezeichnen möchten:

1. Nutzen Sie die reiche Informationssammlung der Pflegedokumentationssysteme.

2. Für eine gemeinsame Fallplanung nutzen Sie die Expertenstandards der Pflege (DNQP) und die darin enthaltenen Assessmentinstrumente.

3. Nutzen Sie das Pflege-Assessment für die Abrechnung der EBM-GNr. 2013 (geriatrische Versorgung).

4. Strukturieren Sie Ihre Pflegeheimbesuche mit Hilfe der „Checkliste Erstvisite“ (vgl. 2.1.1) und „Checkliste Regelvisite“ (vgl. 2.1.2).

5. Lassen Sie sich zu einer Mitarbeiterschulung oder Teambesprechung in den von Ihnen betreuten Seniorenheimen einladen. Vielleicht haben Sie einen Fall oder einen Aspekt der Zusammenarbeit, über den Sie dort sprechen möchten (z. B. Insulinanpassung, gemeinsame Situations- und Risikoeinschätzung oder aber auch Wundbehandlung).

6. Nutzen Sie ein Online-Tutorial zur Vermeidung von Rückfragen und Leistungsunterbrechungen bei der Erstellung von „Verordnungen für häusliche Krankenpflege“ (vgl. 1.3.4).

7. Erstellen Sie Ihre Heilmittelverordnungen (vgl. 1.3.3) unter Nutzung der Ausnahmebedingungen der „Langzeitverordnung“ und des Pflegeberichts vom Pflegestufengutachten.

8. Nutzen Sie den Pflegebericht des MDK (Pflegestufengutachten) für Krankenkassenanfragen zur Hilfsmittelverordnung bzw. Weiterverordnung von Hauskrankenpflege.

9. Halten Sie die Kontaktdaten zu Ihrem nächstgelegenen Pflegestützpunkt/Pflegekasse bereit, um Pflegebedürftige und deren Angehörige dorthin verweisen zu können.

10. Qualifizieren Sie eine Ihrer MFAs für die Kommunikation mit den Pflegeheimen und -diensten sowie für deren Anfragen und Verordnungswünsche (z. B. über die VERAH®-Fortbildung).

6. Anhang

Die nachfolgenden Links beziehen sich auf folgende Kapitel:

Kap. 1.1.1 Pflegestufenbeantragung

Link „Ratgeber Pflege“ (BMG 2014)
http://www.bmg.bund.de/uploads/publications/BMG-P-07055-Ratgeber-Pflege_201008.pdf

Kap. 1.1.2 Begutachtung von Pflegebedürftigkeit

Link Begutachtungsrichtlinien
Richtlinien des GKV-Spitzenverbandes zur Begutachtung von Pflegebedürftigkeit nach dem XI. Buch des Sozialgesetzbuches http://www.mdk.de/media/pdf/BRi_Pflege_090608.pdf

Kap. 1.3 (Pflege-)Hilfsmittel und Heilmittel

Link Abgrenzungskatalog der Spitzenverbände der gesetzlichen Krankenkassen
http://www.mds-ev.de/media/pdf/Abgrenzungskatalog-Hilfsmittel-Heime-2007.pdf
Link Hilfsmittelkatalog
http://www.gkv-spitzenverband.de/krankenversicherung/hilfsmittel/hilfsmittelverzeichnis/hilfsmittelverzeichnis.jsp
Link Empfehlungen zur Hilfsmittelbegutachtung bei bestehender Pflegebedürftigkeit und häuslicher Pflege (MDS 2009)
http://www.mds-ev.de/media/pdf/Empf_Himi_Pflege_2009.pdf

Kap. 1.3.1 Anspruch auf Leistungspflicht

Link ICF-Katalog
http://www.dimdi.de/static/de/klassi/icf/

Link „Hinweise zur Hilfsmittelverordnung“ der KV Brandenburg

http://www.kvbb.de/praxis/verordnungen/hilfsmittel/telverzeichnis.jsp

Kap. 1.3.3 Heilmittelverordnung

Link „Heilmittel außerhalb des Regelfalls" (§ 8 Heilmittelrichtlinien)

http://www.kvb.de/praxis/verordnungen/heilmittel/heilmittel-ausserhalb-des-regelfalls/

Kap. 1.3.4 Verordnung von Hauskrankenpflege

Link Häusliche Krankenpflege-Richtlinie des G-BA vom 24.01.2014

https://www.g-ba.de/downloads/62-492-868/HKP-RL_2014-01-23.pdf

Link Online-Tutorial der AOK zur Verordnung häuslicher Krankenpflege

http://www.aokgesundheitspartner.de/nds/arztundpraxis/elearning/index.html

Kap. 2 Zusammenarbeit von Hausarzt und Pflege

Link Eckpunktepapier der Bundesärztekammer zur „Kooperation in der heimärztlichen Versorgung – zur Verbesserung der Zusammenarbeit zwischen Ärzten und Pflegeheimen“

https://www.aerztekammer-bw.de/news/2009/2009_12/heimpatienten.html

Link „KV-Initiative Pflegeheim“

http://www.kvb.de/abrechnung/verguetungsvertraege/bestehende-zusatzvereinbarungen/pflegeheimversorgung/kv-initiative-pflegeheim/

Kap. 2.2.1 Aufbau und Anleitung Pflegedokumentation

Link MDS-Grundsatzstellungnahme Pflegeprozess und Dokumentation

http://www.mdk.de/media/pdf/P42Pflegeprozess.pdf

Kap. 2.2.3 Verpflichtungen

Link Delegation ärztlicher Leistungen (Anlage 24 BMV-Ä)

http://www.kbv.de/media/sp/24_Delegation.pdf

Kap. 2.3 Expertenstandards

Link Deutsches Netzwerk für Qualitätssicherung in der Pflege (DNQP)

http://www.wiso.hs-osnabrueck.de/38029.html

Kap. 3.2 Vorsorgevollmacht, Betreuungsverfügung, Patientenverfügung

Link Empfehlungen der BÄK und der Zentralen Ethikkommission bei der BÄK; Umgang mit Vorsorgevollmacht und Patientenverfügung in der ärztlichen Praxis

http://www.bundesaerztekammer.de/downloads/Empfehlungen_BAeK-ZEKO_Vorsorgevollmacht_Patientenverfuegung_19082013l.pdf

Link Formulare für Vorsorgevollmacht und Betreuungsverfügung

http://www.bundesanzeiger-verlag.de/betreuung/vorsorgevollmacht/formulare-und-muster.html

Link Broschüre „Betreuungsrecht"

http://www.bmjv.de/SharedDocs/Downloads/DE/Broschueren/DE/Das_Betreuungsrecht.pdf?_blob=publicationFile

Link Textbausteine für Patientenverfügung

http://www.bmjv.de/SharedDocs/Downloads/DE/Broschueren/Anlagen/Patientenverfuegung_Textbausteine_pdf.pdf?_blob=publicationFile

Kap. 4 Freiheitsentziehende Maßnahmen

Link Evidenzbasierte Praxisleitlinie zur Vermeidung freiheitsentziehender Maßnahmen in der Altenpflege

http://www.leitlinie-fem.de/download/LeitlinieFEM.pdf

Heilmittelverordnung 13
Maßnahmen der Physikalischen Therapie/ Podologischen Therapie

Muster G 13 (10.2014)

Gebühr pflicht. X
Gebühr frei
Unfall/ Unfall-folgen
BVG

Krankenkasse bzw. Kostenträger
Krankenkasse/ Kostenträger

Name, Vorname des Versicherten
Patientendaten
geb. am

Kostenträgerkennung	Versicherten-Nr.	Status
00000	**X000000000**	**1000 1**

Betriebsstätten-Nr.	Arzt-Nr.	Datum
000000000	**000000000**	**TT.MM.JJJJ**

IK des Leistungserbringers

Gesamt-Zuzahlung
Gesamt-Brutto
Heilmittel-Pos.-Nr. Faktor
Heilmittel-Pos.-Nr. Faktor
Wegegeld-/Pauschale Faktor km
Hausbesuch
Faktor
Hausbesuch
Faktor
Rechnungsnummer
Belegnummer

Verordnung nach Maßgabe des Kataloges (Regelfall)

☐ Erst-verordnung ☐ Folge-verordnung ☐ Gruppen-therapie

X Verordnung außerhalb des Regelfalles
Behandlungsbeginn spätest. am T T M M J J

Hausbesuch ☐ Ja X Nein
Therapiebericht X Ja ☐ Nein

Verordnungs-menge	Heilmittel nach Maßgabe des Kataloges	Anzahl pro Woche
10	**MLD-45**	**2**

Indikationsschlüssel
L Y 3 a

ICD-10 - Code
C 3 4 . 9

Diagnose mit Leitsymptomatik, gegebenenfalls wesentliche Befunde
Chronisch cervicale Lymphabflussstörung bei bösartiger Neubildung der Bronchien und der Lunge; chronisches schmerzhaftes länger bestehendes Lymphödem, auch mit Sekundärschäden an Haut und Unterhautgewebe

Gegebenenfalls Spezifizierung der Therapieziele
Entstauung sowie Besserung des lymphatischen Rückflusses, des Haut- und Unterhautstoffwechsels; Erlernen eines Eigenübungsprogrammes

Medizinische Begründung bei Verordnungen außerhalb des Regelfalles (ggf. Beiblatt)
Fortbestehende Stauungssymtomatik im ehemaligen Larynx-Operationsgebiet bei liegender Trachealkanüle und Rezidiv eines Bronchialkarzinoms rechts; Verbesserung des Allgemeinzustandes bei Fortsetzen der regelmäßigen Behandlung erreichbar

Stempel und Unterschrift des Arztes

Vertragsarztstempel / Unterschrift des Arztes

Muster 13 (10.2014)

Beispielhafte Heilmittelverordnung (Formular 13) bei chronisch cervicaler Lymphabflussstörung

DAN PRODUKTE Pflegedokumentation GmbH · Postfach 22 34 80 · 57040 Siegen · Tel. (02 71) 880 980 · Fax (02 71) 880 98 98

Quelle: Expertenstandard Schmerzmanagement in der Pflege, DNQP, erste Aktualisierung 2011

Vor-/Nachname: ____________________

Monate: von __________ bis __________ Jahr 20____ Nr.____

1. Einschätzung

Schmerzdiagnose ○ ja, siehe ○ nein

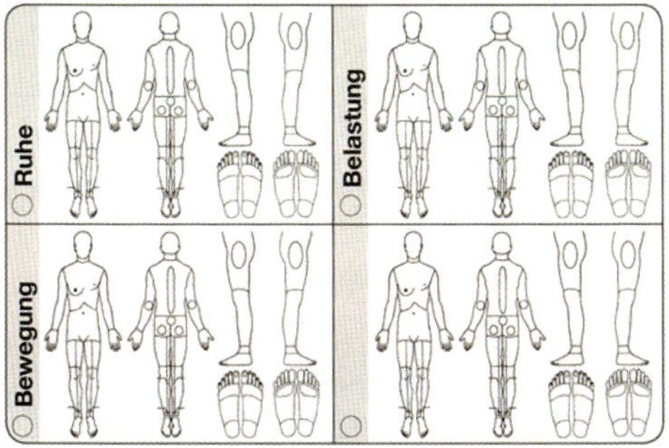

	leichter Schmerz	mäßig bis starke Schmerzen	sehr starke Schmerzen	
0	1 - 3	4 - 6	7 - 9	10
kein Schmerz	(Die Körperstellen bitte in entsprechender Farbe markieren)			unerträgliche Schmerzen

Hat Sie/Er Schmerzen, schmerzbedingte Probleme oder zu erwartende Schmerzen?

○ **nein**, nächste Einschätzung erfolgt am: Hdz: ○ **ja**, weiter mit der nächsten Frage

Beginn, Dauer, Verlauf, Rhythmus und Intensität der Schmerzen bzw. zu erwartende Schmerzen?

Was lindert die Schmerzen?

Schmerzmedikation ○ ja siehe ○ nein

Gab es Schmerztherapien in der Vergangenheit? ○ nein ○ ja:

Welche Beeinträchtigungen bestehen durch die Schmerzen bzw. durch schmerzmittelbedingte Nebenwirkungen?

Bisheriger Umgang mit Schmerzen?

Beratung ○ ggf. Beratungsgespräch

○ **Maßnahmen siehe Planung**

Datum: **Hdz.**

○ Ruheschmerz in grün ○ Belastungsschmerz und/oder ○ Bewegungsschmerz in blau ○ sonstige Schmerzen in schwarz

DATUM:																																										
TAGESZEIT:	mo	vo	mi	na	ab	nt	mo	vo	mi	na	ab	nt	mo	vo	mi	na	ab	nt	mo	vo	mi	na	ab	nt	mo	vo	mi	na	ab	nt	mo	vo	mi	na	ab	nt	mo	vo	mi	na	ab	nt
10																																										
9																																										
8																																										
7																																										
6																																										
5																																										
4																																										
3																																										
2																																										
1																																										
0																																										
Hdz.:																																										

10 = stärkster vorstellbarer Schmerz

Numerische Rang-Skala (10 9 8 7 6 5 4 3 2 1 0)

0 = kein Schmerz

Schmerzprotokoll

2. Einschätzung

Schmerzdiagnose ○ ja, siehe ○ nein

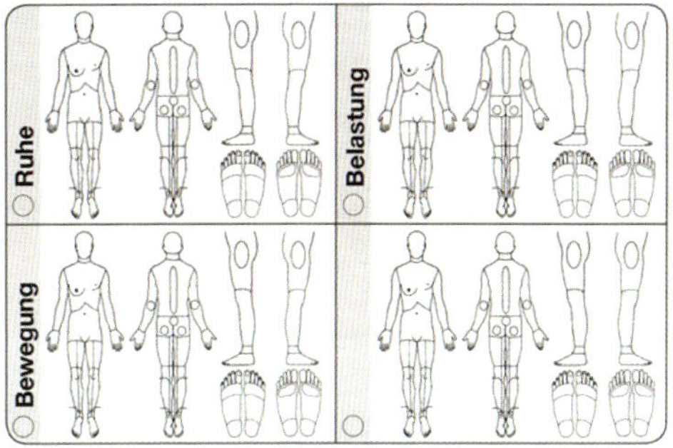

0	leichter Schmerz	mäßig bis starke Schmerzen	sehr starke Schmerzen	10
0	1 - 3	4 - 6	7 - 9	10

kein Schmerz (Die Körperstellen bitte in entsprechender Farbe markieren) **unerträgliche Schmerzen**

Hat Sie/Er Schmerzen, schmerzbedingte Probleme oder zu erwartende Schmerzen?

○ **nein**, nächste Einschätzung erfolgt am: Hdz: ○ **ja**, weiter mit der nächsten Frage

Hat sich der Schmerzverlauf bzw. der zu erwartende Schmerz geändert? ○ nein

Hat sich die Schmerzmedikation verändert? ○ ja siehe ○ nein

Gab es zwischenzeitlich eine Schmerztherapie? ○ nein ○ ja:

Haben sich die Beeinträchtigungen durch die Schmerzen bzw. durch schmerzmittelbedingte Nebenwirkungen verändert? ○ nein

Ist im Umgang mit Schmerzen eine Veränderung erfolgt? ○ nein

Beratung ○ ggf. Beratungsgespräch

○ **Maßnahmen siehe Planung** **Datum:** **Hdz.**

○ Ruheschmerz in grün ○ Belastungsschmerz und/oder ○ Bewegungsschmerz in blau ○ sonstige Schmerzen in schwarz

Schmerzprotokoll

10 = stärkster vorstellbarer Schmerz

Numerische Rang-Skala

0 = kein Schmerz

DATUM:																																										
TAGESZEIT:	mo	vo	mi	na	ab	nt	mo	vo	mi	na	ab	nt	mo	vo	mi	na	ab	nt	mo	vo	mi	na	ab	nt	mo	vo	mi	na	ab	nt	mo	vo	mi	na	ab	nt	mo	vo	mi	na	ab	nt
10																																										
9																																										
8																																										
7																																										
6																																										
5																																										
4																																										
3																																										
2																																										
1																																										
0																																										
Hdz.:																																										

Protokoll und Dokumentation „Schmerzerfassung 1. und 2. Einschätzung“

7. Auflage 2012
(Quelle: Expertenstandard „Pflege von Menschen mit chronischen Wunden")
DAN PRODUKTE Pflegedokumentation GmbH · Postfach 22 34 80 · 57040 Siegen · Tel. (02 71) 880 980 · Fax (02 71) 880 98 98

Vor-/Nachname ____________________

Datum: ____________ Hdz. ________ Nr. ___

Wundklassifikation und weitere beeinflussende Faktoren

medizinische Wunddiagnose:

- ☐ Dekubitus (Stadium) __________
- ☐ Ulcus cruris venosum (U.c.v.)
- ☐ Ulcus cruris arteriosum (U.c.a.)
- ☐ Ulcus cruris mixtum (U.c.m.)
- ☐ diabetisches Fußsyndrom (DFS)
- ☐ postoperative Wundheilungsstörung
- ☐ sonstige Wunde __________

zusätzliche, beeinflussende Faktoren:

- ☐ chronisch venöse Insuffizienz
- ☐ periphere arterielle Verschlusskrankheit
- ☐ Diabetes mellitus ☐ Immobilität
- ☐ Systemische Infektion ☐ Immunsuppression
- ☐ Ernährungsstörung
- ☐ sonstige Faktoren __________

Stadium	Klassifikation: Dekubitus
1	Nicht-wegdrückbare Rötung intakter Haut. Besonders bei dunkelhäutigen Menschen können auch Hautverfärbungen, Überwärmung, Ödem oder Verhärtung Indikatoren für Stadium 1 sein.
2	Teilverlust der Haut mit Schädigung von Epidermis, Dermis oder beiden Hautschichten. Das Druckgeschwür ist oberflächlich und manifestiert sich klinisch als Hautabschürfung oder Blase.
3	Verlust aller Hautschichten einschließlich Schädigung oder Nekrose des subkutanen Gewebes, die bis auf, aber nicht unter, die darunterliegende Faszie reichen kann.
4	Ausgedehnte Zerstörung, Gewebsnekrose oder Schädigung von Muskeln, Knochen oder stützenden Strukturen, mit Verlust aller Hautschichten.

Lokalisation der Wunde

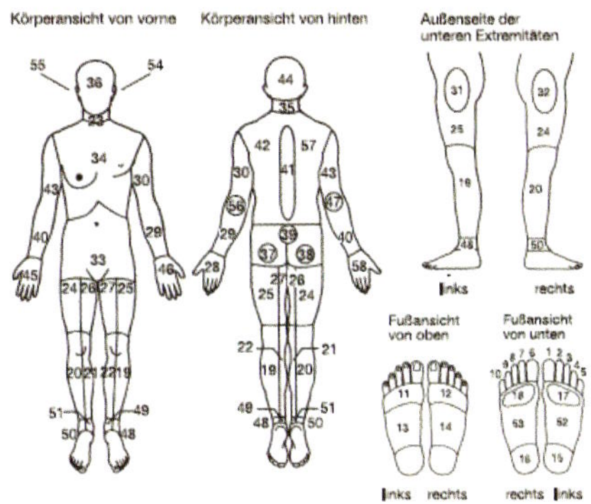

Genaue Beschreibung der Wundlage:

____

____

Ort der Entstehung: ☐ Einrichtung ☐ extern

Zeitpunkt der Entstehung:

Rezidivzahl:

rezidivfreie Zeit:

Legende zur Lokalisation der Wunde

1	**großer Zeh**	Grund-, Endglied
2 - 5	**Zehe**	Grund-, Mittel- und Endglied
6	**großer Zeh**	Grund-, Endglied
7 - 10	**Zehe**	Grund-, Mittel- und Endglied
11 + 12	**Fußansicht von oben**	Mittelfuß
13 + 14		Fußwurzeln
15 + 16	**Fußansicht von unten**	Fersenbein der Fußwurzel
17 + 18		Vorfuß
19 + 20	**Unterschenkel**	Unterschenkelaußenseite (Wadenmuskel), Schienbein
21 + 22		Unterschenkelinnenseite/Schienbein
23	**Körperstamm**	Hals
24 + 25	**Oberschenkel**	Oberschenkelaußenseite, Epikondylus lateralis (Gelenkknorren außen - Knie), Patella (Kniescheibe)
26 + 27		Oberschenkelinnenseite, Epikondylus medialis (Gelenkknorren innen - Knie)
28	**Hand**	Handrücken
29	**Unterarm**	Elle-Innenseite, Speiche-Außenseite
30	**Oberarm**	Schultergürtel, Schultergelenk, Schlüsselbein
31 + 32	**Untere Extremität**	Trochanter major (großer Rollhügel)
33	**Körperstamm**	Bauchwand
34		Thorax, Brustkorb, Brustbein, Rippen und Rippenbogen
35		Halswirbelsäule (C1 - C7)
36	**Schädel**	Stirnbein, Nasenbein, Oberkiefer, Jochbein und Unterkiefer
37 + 38	**Becken**	Hüftbein (M. gluteaus maximus)/Gesäß
39		Kreuzbein
40	**Unterarm**	Elle-Innenseite, Speiche-Außenseite
41	**Körperstamm**	Brustwirbelsäule (TH1-TH12 Dornfortsätze), Lendenwirbelsäule (L1-L5)
42		Schulterblatt
43	**Oberarm**	Schultergürtel, Schultergelenk, Schlüsselbein
44	**Schädel**	Hinterhauptbein
45 + 46		Handinnenfläche, Handwurzel, Daumen, Finger (Grund-, Mittel- und Endglied)
47	**Oberarm**	Olekranon der Elle (Ellenbogen)
48	**Unterschenkel**	Außenknöchel
49		Innenknöchel
50		Außenknöchel

Grad	Klassifikation: Ulcus cruris venosum
1	Corona phlebectatica paraplantaris
2	Pigmentverschiebungen (Dermite ocre), Ekzem („stasis dermatitis")
3	Unterschenkelgeschwür oder Ulkusnarbe

Stadium	Klassifikation: Ulcus cruris arteriosum
I	Stenosen oder Verschlüsse ohne Beschwerden
IIa	Claudicatio intermittens mit einer freien Gehstrecke > 100 m
IIb	Claudicatio intermittens mit einer freien Gehstrecke < 100 m
III	Ruheschmerzen und Nachtschmerzen
IV	Ischämie: IVa: Mit trophischen Störungen, Nekrosen IVb: Sekundäre Infektion der Nekrosen

Pflegerische Fachexpertin: ______________

____

52 + 53	**Fußansicht von unten**	Fußgewölbe
54 + 55	**Schädel**	Ohrmuschel
56	**Oberarm**	Olekranon der Elle (Ellenbogen)
57	**Körperstamm**	Schulterblatt
58	**Hand**	Handrücken

Wagner-Grad	Klassifikation: Diabetisches Fußsyndrom					
Armstrong-Einteilung	0	1	2	3	4	5
A	Prä- oder postulcerative Läsion	Oberflächliche Wunde	Wunde bis zur Ebene von Sehne oder Kapsel	Wunde bis zur Ebene von Knochen oder Gelenk	Nekrose von Fußteilen	Nekrose des gesamten Fußes
B	mit Infektion	mit Infektion	mit Infektion	mit Infektion	mit Infektion	mit Infektion
C	mit Ischämie	mit Ischämie	mit Ischämie	mit Ischämie	mit Ischämie	mit Ischämie
D	mit Infektion und Ischämie	mit Infektion und Ischämie	mit Infektion und Ischämie	mit Infektion und Ischämie	mit Infektion und Ischämie	mit Infektion und Ischämie

„Wundassessment"

Größe der Wunde in „cm" ◯ alternativ in „mm"	Datum:		Datum:		Datum:		Datum:		Datum:		Datum:	
	Größe/ Länge	Bei wieviel Uhr?*	Größe/ Länge	Bei wieviel Uhr?*	Größe/ Länge	Bei wieviel Uhr?*	Größe/ Länge	Bei wieviel Uhr?*	Größe/ Länge	Bei wieviel Uhr?*	Größe/ Länge	Bei wieviel Uhr?*
vertikale Ausdehnung (von oben nach unten gemessen): Länge												
horizontale Ausdehnung: Breite												
Tiefenausdehnung sondieren oder (◯ Auslitern in ml): Tiefe												

*Legende zur Uhrmethode: • 12.00 Uhr Kopfwärts • 6.00 Uhr Fußwärts • bei Wunden an den Füßen/Händen ▪ Zehen/Fingerspitzen: 12.00 Uhr ▪ Ferse/Handgelenke: 6.00 Uhr

Zustand der Wundränder (zutreffende Eigenschaft nach Beobachtung bitte ankreuzen „x" bzw. Wert eintragen)												
intakt, glatt												
unregelmäßig, zerklüftet												
nekrotisch												
geschwollen												
gerötet												
blass												
hart												
schmerzhaft												
entzündet												
mazeriert (aufgeweicht)												
ödematös (geschlossen)												
reizlos												
sonstige Beobachtungen												

Zustand des Wundgrundes (zutreffende Eigenschaft nach Beobachtung bitte ankreuzen „x" bzw. Wert eintragen)												
Länge:												

Protokoll und Dokumentation „Lokalisation und Klassifikation der Wunde, Wundassessment"

Reinigungs-/Entzündungs-/Exsudationsphase Länge:						
Breite:						
• Nekrose • locker, mit gelben Ablagerungen						
• haftend, mit gelben Ablagerungen oder Fibrin						
• weicher, grauer oder schwarzer Schorf						
• harter, trockener, schwarzer Schorf						
• Belag						
verunreinigt						
Fistelbildung, Wundhöhlen-/Taschenbildung Länge:						
Breite						
sonstige Beobachtungen						
Granulationsphase Länge:						
Breite:						
• Granulationsgewebe • hell, fleischig, rot						
• hell						
• fehlend						
überschießende Granulation						
sonstige Beobachtungen						
Epithelisierungsphase rosa farben						
beginnende Epithelisierung						
Epithelisierung vom Rand						
Epithelisierung vollständig						
leicht verletzbare Deckschicht, nicht belastbar						
geheilt						
sonstige Beobachtungen						
Wundexsudat (zutreffende Eigenschaften nach Beobachtung bitte ankreuzen „x“)						
kein Wundexsudat						
serös (wässrig, klar, hell, gelblich)						
blutig - serös (wässrig, hell, rot bis rosa)						
eitriges Exsudat - „Hinweis auf eine Infektion“						
rahmig-gelblicher Eiter (Hinweis auf Streptokokken)						
dünnflüssiger Eiter (Hinweis auf E-coli, Mischformen)						
bräunlicher Eiter (Hinweis auf E-coli, Mischformen)						
blaugrüner Eiter (Hinweis auf Pseudomonen)						
Geruch						
geruchlos (i.V. m. rahmig-gelblichem Eiter, Hinweis auf Staphyl.)						
süßlich (Hinweis auf Pseudomonen)						
fäkulent (Hinweis auf E-coli, Mischformen)						
[illegible]						

„Wundassessment" Seite - 2 -

		Datum:	Datum:	Datum:	Datum:	Datum:
	Sind Infektionszeichen vorhanden?	O ja: O nein	O ja: O nein	O ja: O nein	O ja: O nein	O ja: O nein
lokale Infektionszeichen:	Rötung					
	Schwellung					
	Überwärmung					
	Schmerzen					
systematische Infektionszeichen:	MRSA Funktionseinschränkung (wo und was ist eingeschränkt und wie äußert sich diese Einschränkung)					
	Fieber					
	Leukozytose					
Maßnahmen:	BSG-Erhöhung (Wert eintragen)					
	Abstrich am:					
	Antibiotikabehandlung	O oral O local O i.v.	O oral O local O i.v.	O oral O local O i.v.	O oral O local O i.v.	O oral O local O i.v.
	Präparat, Dosierung und Dauer der Anwendung					
	Schmerzanamnese	O ja O nein	O ja O nein	O ja O nein	O ja O nein	O ja O nein
	Anamnese Ernährungsstatus	O ja O nein	O ja O nein	O ja O nein	O ja O nein	O ja O nein
	Dekubitusrisikoerkennung	O ja O nein	O ja O nein	O ja O nein	O ja O nein	O ja O nein
	Bewegungsplan	O ja O nein	O ja O nein	O ja O nein	O ja O nein	O ja O nein
	Hdz.					

Datum	Problemdarstellung (alltagsbezogene Einschränkungen, die durch die Wunde und damit verbundener Therapie entstanden sind, etc.)	Hdz.

Protokoll und Dokumentation „Lokalisation und Klassifikation der Wunde, Wundassessment"

Expertenstandard Schmerzmanagement in der Pflege bei akuten Schmerzen

1. Aktualisierung 2011

Herausgeber: Deutsches Netzwerk für Qualitätsentwicklung in der Pflege (2010)

Autoren: Expertenarbeitsgruppe „Schmerzmanagement"
Prof. Dr. Dr. Jürgen Osterbrink (Wiss. Leitung), Andrea Besendorfer, MScN, Lars Bohlmann, Gisela Flake (Patientenvertreterin), Annett Franke, Katja Himpler, Bettina Hübner-Möhler, MScN, Dr. Kirsten Kopke, Elisabeth Leuker, Dr. Gabriele Müller-Mundt, Dipl.-Pflegewissenschaftlerin Nadja Nestler, Dr. Nada Rali, Monika Thomm

Präambel zum Expertenstandard

Das Erleben von akuten Schmerzen hat Auswirkungen auf das physische, psychische und auch das soziale Befinden von Patienten/Bewohnern[3]. Die negativen Auswirkungen von nicht oder nicht ausreichend gelinderten Schmerzen reichen von einer momentanen Belastung und Beeinträchtigung der Lebensqualität bis zu lang andauernden Einschränkungen der Qualität der gesamten Lebenssituation. Das Ausmaß des Leids, das beim Einzelnen durch Schmerzen entsteht, wird häufig durch die Risiken der Chronifizierung und deren volkswirtschaftliche und gesundheitsökonomische Folgen in Zahlen gefasst. Doch für das individuelle Leiden unter akutem Schmerz bspw. in einer Notfallsituation gibt es bisher kein praktikables Maß, weder ökonomisch noch neurobiologisch.

Zudem haben Schmerzereignisse erheblichen Einfluss auf Heilungs- oder Genesungsprozesse. Schmerzbedingte Komplikationen können eine Leiderfahrung verlängern und bei einer damit einhergehenden Verweildauerverlängerung im Krankenhaus Kosten für das Gesundheitswesen verursachen. Vor allem jedoch formt jede Schmerzerfahrung eines Menschen seine nächste.

Die Schmerzgeschichte und insbesondere die psychosozialen Elemente sind daher Faktoren, die zunehmend in das Interesse der Forschung rücken. Für den pflegerischen Auftrag des Schmerzmanagements besteht in diesen Dimensionen des

3 Zur sprachlichen Vereinfachung und damit zur Verbesserung der Lesbarkeit, wird im Text lediglich eine Geschlechtsform verwendet. Das jeweils andere Geschlecht ist ausdrücklich mitgemeint.

Schmerzerlebens eine besondere Herausforderung, die sich auf die Wahrnehmung relevanter Einflussfaktoren, aber auch auf den Umgang mit Schmerzsituationen in verschiedenen Versorgungsbereichen bezieht.

Übergreifende Zielsetzung des Expertenstandards ist, Patienten/Bewohnern mit akuten oder zu erwartenden Schmerzen durch ein angemessenes Schmerzmanagement unnötiges Leid zu ersparen sowie einer Chronifizierung von Schmerzen vorzubeugen. Der Expertenstandard richtet sich an Pflegefachkräfte[4] in der ambulanten Pflege, der stationären Altenhilfe und in Krankenhäusern, die durch ihr Handeln und ihre Interaktion mit dem an Schmerzen Leidenden Einfluss auf sein Schmerzerleben nehmen und es aktiv und positiv im Sinne des Patienten/Bewohners mitgestalten. Dabei setzt das pflegerische Schmerzmanagement unmittelbar zu Beginn des pflegerischen Auftrags ein. Im Zentrum steht die Wahrnehmung von Anzeichen und typischen Risikofaktoren für Schmerz. Dabei kann nicht davon ausgegangen werden, dass alle an Schmerz leidenden Patienten/Bewohner diese Empfindung unmittelbar zu äußern in der Lage sind.

Um allen Personengruppen mit Bedarf für ein pflegerisches Schmerzmanagement sowohl alters- als auch bedürfnisbezogen gerecht werden zu können, sind die Empfehlungen der Expertenarbeitsgruppe dort zielgruppenspezifisch formuliert, wo neben allgemein empfohlenen Vorgehensweisen besondere Aspekte des Schmerzmanagements zu berücksichtigen sind. Dies geschieht vor dem Hintergrund, dass Patienten/Bewohner jeder Altersgruppe, die unter akuten Schmerzen leiden oder durch geplante potentiell schmerzhafte diagnostische oder therapeutische Maßnahmen der Gefahr akuten Schmerzerlebens ausgesetzt sind, Zielgruppe dieses Expertenstandards sind.

Menschen, die an chronischen Schmerzzuständen leiden, zählen nicht zur Zielgruppe des aktualisierten Expertenstandards. Die Chronifizierung von Schmerzen wird aktuell nicht mehr nur als ein zu einem exakten Zeitpunkt eintretender Zustand diskutiert, sondern der Übergang wird mehr und mehr als fließend und am individuellen Schmerz- und Krankheitserleben ausgerichtet erkannt. Ist die Schmerzchronifizierung einmal eingetreten, unterscheidet sich das pflegerische Schmerzmanagement erheblich. Daher sind für das pflegerische Schmerzmanagement bei Menschen mit chronischem Schmerzerleben andere Herangehensweisen notwendig als beim Akutschmerz. Diesen unterschiedlichen Herausforderungen trägt die Aktualisierung

4 In dieser Veröffentlichung werden unter dem Begriff „Pflegefachkraft" die Mitglieder der verschiedenen Pflegeberufe (Altenpflegerinnen, Gesundheits- und Krankenpflegerinnen, Gesundheits- und Kinderkrankenpflegerinnen) angesprochen. Darüber hinaus werden auch diejenigen Fachkräfte im Pflegedienst angesprochen, die über eine Hochschulqualifikation in einem pflegebezogenen Studiengang verfügen.

dieses Expertenstandards Rechnung, indem sie das Schmerzmanagement bei akutem Schmerz in den Mittelpunkt stellt und den chronischen Schmerz ausklammert.

Zur Identifikation der Zielgruppe des aktualisierten Expertenstandards ist es daher notwendig, Patienten/Bewohner, die unter akuten Schmerzen leiden, von solchen mit chronischen Schmerzen unterscheiden zu können. Akuter Schmerz ist ein plötzlich auftretender und einen begrenzten Zeitraum andauernder Schmerz, der in einem offensichtlichen und direkten Zusammenhang mit einer Gewebe- oder Organschädigung steht. Er nimmt eine lebenserhaltende Alarm- und Schutzfunktion ein, die sich auch durch physiologische Begleiterscheinungen zeigt. Dazu gehören u. a. der Anstieg des Blutdrucks, des Pulses und der Atemfrequenz. Chronischer Schmerz hingegen wird als ein Schmerz beschrieben, der länger als 3 oder 6 Monate anhält. Weitere Prädiktoren sind physische und psychische Komorbiditäten und Angststörungen. Zudem ist der Chronifizierungsprozess durch Multidimensionalität und die Bedeutung des sozialen Umfeldes charakterisiert. Im Verlauf der Chronifizierung können Betroffene immer schwerer einen verstehbaren Zusammenhang zwischen einem Auslöser von Schmerz und dem Auftreten von Schmerz herstellen.

Der Aktualisierung dieses Expertenstandards zum Akutschmerz liegt eine Analyse aller relevanten internationalen Guidelines und nationalen Leitlinien und Standards zugrunde, die seit dem Abschluss der Recherche zur Vorgängerversion 2005 veröffentlicht wurden. Die einbezogenen Leitlinien stellen ihrerseits eine Zusammenstellung von Evidenz dar. Bei der Bewertung einer Leitlinie wurde diese als umso hochwertiger eingestuft, je transparenter erkennbar wird, wie hochwertig die Literatur ist, die zum Aussprechen von Empfehlungen herangezogen wurde. Nur zu ausgewählten Themen wurde in der Folge eine vertiefte Analyse von Primärstudien an die Leitlinienanalyse angeschlossen. In die Einschätzung und Bewertung der Praxisrelevanz und Anwendbarkeit sind die klinischen Erfahrungen der Mitglieder der Expertenarbeitsgruppe eingeflossen.

Grundvoraussetzung für ein gelingendes pflegerisches Schmerzmanagement ist die enge Zusammenarbeit mit behandelnden Ärzten und anderen patientennah tätigen Berufsgruppen. Dies bezieht sich nicht nur auf die Gestaltung der Therapie, Schulung und Anleitung, sondern auch auf das Erfassen von Schmerzen. Dabei hat sich die berufsgruppenspezifisch pflegerische Aufgabe seit der Einführung des Expertenstandards 2005 verändert. Pflegefachkräften wird z. B. im Rahmen von Akutschmerzdiensten mehr Verantwortung zugesprochen. Auch dieser Tendenz wird die Aktualisierung insofern gerecht, als dass eine konkrete Aufgabenbeschreibung für pflegerische Schmerzexperten aus der Praxisperspektive heraus formuliert wurde.

Struktur (S)	Prozess (P)	Ergebnis (E)
Die Pflegefachkraft S1a – verfügt über aktuelles Wissen zur systematischen Schmerzeinschätzung. Die Einrichtung S1b – stellt aktuelle zielgruppenspezifische Einschätzungsinstrumente und Dokumentationsmaterialien zur Verfügung.	Die Pflegefachkraft P1 – erhebt zu Beginn des pflegerischen Auftrags mittels eines initialen Assessments, ob der Patient/Bewohner zu erwartende Schmerzen, Schmerzen oder schmerzbedingte Probleme hat. Ist dies nicht der Fall, wird die Einschätzung in individuell festzulegenden Zeitabständen wiederholt. – führt bei festgestellten Schmerzen, zu erwartenden Schmerzen oder schmerzbedingten Problemen ein differenziertes Schmerzassessment mittels geeigneter Instrumente durch. – wiederholt die Einschätzung der Schmerzen sowie der schmerzbedingten Probleme in Ruhe und bei Belastung oder Bewegung in individuell festzulegenden Zeitabständen.	E1 – Eine aktuelle, systematische und zielgruppenspezifische Schmerzeinschätzung und Verlaufskontrolle liegen vor.
Die Pflegefachkraft S2a – verfügt über aktuelles Wissen zur medikamentösen Schmerzbehandlung. Die Einrichtung S2b – verfügt über eine interprofessionell geltende Verfahrensregelung zur medikamentösen Schmerzbehandlung.	P2 – setzt spätestens bei einer Ruheschmerzintensität von mehr als 3/10 oder einer Belastungs-/Bewegungsschmerzintensität von mehr als 5/10 analog der Numerischen Rangskala (NRS) die ärztliche Anordnung zur Einleitung oder Anpassung der Schmerzbehandlung nach dem patienten-/bewohnerbezogenen interprofessionellen Behandlungsplan um. – überprüft den Behandlungserfolg in den Zeitabständen, die dem eingesetzten Analgesieverfahren entsprechen. – sorgt dafür, dass bei zu erwartenden Schmerzen präventiv ein adäquates Analgesieverfahren erfolgt.	E2 – Der Patient/Bewohner ist schmerzfrei bzw. hat Schmerzen von nicht mehr als 3/10 in Ruhe bzw. 5/10 unter Belastung oder Bewegung analog der Numerischen Rangskala (NRS).
Die Pflegefachkraft S3 – verfügt über aktuelles Wissen zu schmerzmittelbedingten Nebenwirkungen, deren Prophylaxe und Behandlungsmöglichkeiten.	P3 – erfasst und dokumentiert schmerzmittelbedingte Nebenwirkungen und führt in Absprache mit dem zuständigen Arzt Maßnahmen zu ihrer Prophylaxe und Behandlung durch.	E3 – Eine aktuelle Dokumentation schmerzmittelbedingter Nebenwirkungen liegt vor. Schmerzmittelbedingte Nebenwirkungen wurden verhindert bzw. erfolgreich behandelt.

Die Pflegefachkraft S4a – verfügt über zielgruppenspezifisches, aktuelles Wissen zu nicht-medikamentösen Maßnahmen der Schmerzlinderung sowie deren möglichen Kontraindikationen. Die Einrichtung S4b – stellt sicher, dass nicht-medikamentöse Maßnahmen umgesetzt werden können.	P4 – bietet in Absprache mit den beteiligten Berufsgruppen dem Patienten/Bewohner und seinen Angehörigen als Ergänzung zur medikamentösen Schmerztherapie nicht-medikamentöse Maßnahmen an und überprüft ihre Wirkung.	E4 – Die angewandten Maßnahmen haben sich positiv auf die Schmerzsituation oder die Eigenaktivität des Patienten/Bewohners ausgewirkt.
Die Pflegefachkraft S5a – verfügt über die notwendigen Schulungskompetenzen in Bezug auf Schmerz und schmerzbedingte Probleme für Patienten/Bewohner und Angehörige. Die Einrichtung S5b – stellt die erforderlichen Informations-, Anleitungs- und Schulungsunterlagen zur Verfügung.	P5 – gewährleistet eine zielgruppenspezifische Information, Anleitung und Schulung für den Patienten/Bewohner und seine Angehörigen.	E5 – Der Patient/Bewohner und ggf. seine Angehörigen sind über die Bedeutung systematischer Schmerzeinschätzung informiert, können Schmerzen mitteilen und sind befähigt, situationsgerechte Maßnahmen zu ihrer Beeinflussung anzuwenden.

Zielsetzung: Jeder Patient/Bewohner mit akuten oder zu erwartenden Schmerzen erhält ein angemessenes Schmerzmanagement, das dem Entstehen von Schmerzen vorbeugt, sie auf ein erträgliches Maß reduziert oder beseitigt.

Begründung: Eine unzureichende Schmerzbehandlung kann für Patienten/Bewohner gravierende Folgen haben, z. B. physische und psychische Beeinträchtigungen, Verzögerungen des Genesungsverlaufs oder Chronifizierung der Schmerzen. Durch eine rechtzeitig eingeleitete, systematische Schmerzeinschätzung, Schmerzbehandlung sowie Information, Anleitung und Schulung von Patienten/Bewohnern und ihren Angehörigen tragen Pflegefachkräfte maßgeblich dazu bei, Schmerzen und deren Auswirkungen zu kontrollieren bzw. zu verhindern.

Für die Weiterentwicklung des pflegerischen Schmerzmanagements in der Praxis steht neben der üblichen einrichtungsspezifischen Konkretisierung der Standardaussagen die Entwicklung pflegerischer Expertise zum Thema im Vordergrund. Hier zeigt sich bereits eine vielfältige mit Zertifizierungen arbeitende Weiterbildungslandschaft, vor allem für den klinischen Bereich. Ambulantes pflegerisches Schmerzmanagement hat dabei bisher noch einen geringen Anteil, obwohl sich zeigt, dass Spezialisierung in diesem Versorgungsbereich zur Verbesserung der Versorgungsqualität beitragen kann.

Die Einführung und Umsetzung des aktualisierten Expertenstandards Schmerzmanagement bei akuten Schmerzen muss als gemeinsame Aufgabe der Betriebsleitung, des Pflegemanagements und der beteiligten Pflegefachkräfte sowie weiterer beteiligter Berufsgruppen in den verschiedenen Versorgungszusammenhängen erkannt werden. Hier gilt es besonders der konsequenten sektorenübergreifenden Umsetzung weitere Aufmerksamkeit zu widmen. Das Ergebnis eines auf dem Stand der Pflegewissenschaft wie auch ihrer Bezugswissenschaften basierenden Akutschmerzmanagements sollte eine kontinuierliche Schmerzfreiheit oder -linderung sein, die dem Patienten/Bewohner zugleich ein höchstmögliches Maß an Autonomie und Lebensqualität ermöglicht.

Die vollständige Veröffentlichung zum Expertenstandard Schmerzmanagement in der Pflege bei akuten Schmerzen, 1. Aktualisierung enthält darüber hinaus eine ausführliche Kommentierung der Standardkriterien, eine umfassende Literaturstudie zum Thema sowie ein angepasstes Audit-Instrument zur Messung des Zielerreichungsgrades bei der Anwendung des Expertenstandards.
Die abschließende Veröffentlichung kann zu einem Preis von 18 € (inkl. MwSt., versandkostenfrei) schriftlich beim DNQP bestellt werden.

Deutsches Netzwerk für Qualitätsentwicklung in der Pflege (DNQP)

Wissenschaftliche Leitung: Prof. Dr. Andreas Büscher
Wissenschaftliches Team: Dipl.-Pflegewirtin Petra Blumenberg; Prof. Dr. Andreas Büscher; Prof. Dr. Martin Moers; Anna Möller, M.A.; Prof. Dr. Doris Schiemann; Dipl.-Pflegewirt Heiko Stehling, MScN

DNQP-Geschäftsstelle: Dipl.-Geograph Jan Kolja Paulus
Hochschule Osnabrück · Fakultät für Wirtschafts- und Sozialwissenschaften
Postfach 1940 · 49009 Osnabrück · Tel.: (0541) 969-2004 · Fax: (0541) 969-2971
E-Mail: dnqp@hs-osnabrueck.de · Internet: http://www.dnqp.de

Expertenstandard Pflege von Menschen mit chronischen Wunden

1. Aktualisierung 2011

Herausgeber: Deutsches Netzwerk für Qualitätsentwicklung in der Pflege (2009)

Autoren: Expertenarbeitsgruppe „Pflege von Menschen mit chronischen Wunden"
Prof. Dr. Eva-Maria Panfil (wiss. Leitung); Gonda Bauernfeind; Katherina Berger; Nadine Einbock; Katja Großmann; Carsten Hampel-Kalthoff; Dr. Vlastimil Kozon; Dr. Thomas Rochus Neubert; Dr. Brigitte Osterbrink; Kerstin Protz; Gerhard Schröder; Doris von Siebenthal; Dr. Andreas Uschok

Präambel zum Expertenstandard

Nach Schätzungen von Fachexpertinnen[5] leiden in der Bundesrepublik Deutschland ca. 3 bis 4 Millionen Menschen an chronischen Wunden. Trotz der unterschiedlichen Definitionen in der Fachliteratur besteht weitgehende Einigkeit, Wunden als chronisch zu bezeichnen, wenn diese nach einer definierten Zeit von 4 bis 12 Wochen – hier spielen Wundart und Kontextfaktoren eine bedeutende Rolle – unter fachgerechter Therapie keine Heilungstendenzen zeigen. Der Expertenstandard fokussiert konkret und praktikabel die Versorgung von Menschen mit Dekubitus, Diabetischem Fußsyndrom und gefäßbedingtem Ulcus cruris für alle Bereiche der pflegerischen Versorgung. Damit werden die 3 häufigsten Wundarten aufgegriffen, mit denen Pflegefachkräfte[6] in ihrer Praxis befasst sind.

Grundsätzlich ist die Wundversorgung eine multiprofessionelle Aufgabe. Der Expertenstandard beschreibt den pflegerischen Beitrag zur Versorgung von Menschen mit chronischen Wunden. Der Pflegebedarf von Menschen mit den oben genannten Wundarten entsteht aus den wund- und therapiebedingten Einschränkungen auf das Alltagsleben der Betroffenen und ihrer Angehörigen. Mit jeder chronischen Wunde sind neben körperlichen Beeinträchtigungen (z. B. Schmerzen) auch Einschränkungen der Selbständigkeit und des sozialen Lebens verbunden. Hauptsächliche Grün-

5 Zur sprachlichen Vereinfachung und damit zur besseren Lesbarkeit wird im Text lediglich eine Geschlechtsform verwendet. Das jeweils andere Geschlecht ist ausdrücklich mitgemeint.

6 Im Standard werden unter dem Begriff „Pflegefachkraft" die Mitglieder der verschiedenen Pflegeberufe (Altenpflegerinnen, Gesundheits- und Krankenpflegerinnen, Gesundheits- und Kinderkrankenpflegerinnen) angesprochen. Angesprochen werden darüber hinaus auch diejenigen Fachkräfte im Pflegedienst, die über eine Hochschulqualifikation in einem pflegebezogenen Studiengang verfügen.

de dafür sind mangelnde Bewegungsfähigkeit und Belastungen, die durch Wundgeruch und -exsudat hervorgerufen werden. Aufgabe der Pflege ist die Förderung und Erhaltung des Selbstmanagements und des Wohlbefindens der Betroffenen. Sie sollten – soweit möglich – Maßnahmen zur Heilung der Wunde, zur Symptom- und Beschwerdenkontrolle und zur Rezidivprophylaxe erlernen und das Erlernte in ihren Alltag integrieren und nachhaltig umsetzen. Nur wenn das Selbstmanagement nicht oder nur bedingt möglich ist, übernehmen und begleiten Pflegefachkräfte primär temporär und sekundär dauerhaft die Durchführung der Wundversorgung.

Wundheilung und Rezidivprophylaxe sind nur in enger Zusammenarbeit mit den Betroffenen und den beteiligten Berufsgruppen zu erreichen. Eine Versorgung nach dem Muster der Akutversorgung ist nicht angebracht, da sie weder mit dem chronischen Charakter der Erkrankung noch den Alltagsbedürfnissen der Patientin/Bewohnerin zu vereinbaren ist. Qualitative Studien zu Erfahrungen mit Verbandwechsel, Kompressionstherapie oder schlecht riechenden Wunden weisen darauf hin, dass sich Betroffene in erster Linie als „Wunde“ und nicht als Mensch behandelt fühlen. Für die Zusammenarbeit der Betroffenen mit den professionellen Akteuren, aber auch auf Art und Ausmaß des Selbstmanagements haben diese Erfahrungen erhebliche Auswirkungen. Patientinnen/Bewohnerinnen, die beispielsweise als „noncompliant“ hinsichtlich der Kompressionstherapie beschrieben werden, missachten die Verordnungen meist nicht aus Gründen mangelnder Auffassungsgabe oder mangelndem Kooperationswillen, sondern aufgrund abweichender Vorstellungen zur Therapie und deren Relevanz. Studien zum Thema „Chronische Krankheiten“ zeigen, dass betroffene Menschen in der Versorgung nicht immer das Ziel eines optimalen Krankheitsmanagements, sondern vorrangig „Normalität“ im Alltag anstreben. Eine wertschätzende Kommunikation und eine bedürfnisorientierte Pflegeplanung, Schulung und Anleitung der Betroffenen sind daher als wichtige Voraussetzung für die erfolgreiche Behandlung von Menschen mit chronischen Wunden anzusehen. Der Expertenarbeitsgruppe ist aber wichtig darauf hinzuweisen, dass bei Patienten mit chronischen Wunden nicht immer die Wunde oder die Wundheilung im Vordergrund stehen. In Abhängigkeit der individuellen Lebenssituation und der damit verbundenen Pflegeziele müssen unter der Berücksichtigung einer bestmöglichen Lebensqualität entsprechend andere Prioritäten gesetzt werden.

Die im Expertenstandard thematisierten chronischen Wunden sind überwiegend Komplikationen bestehender unterschiedlicher Grunderkrankungen, wie der chronisch venösen Insuffizienz, der peripheren arteriellen Verschlusskrankheit oder des Diabetes mellitus. Eine Heilung dieser Wunden und eine Rezidivprophylaxe ist nur dann zu erreichen, wenn die Grunderkrankung behandelt wird. Im Expertenstandard werden diese Zusammenhänge nur am Rande berücksichtigt, um eine inhaltliche Überfrachtung des Standards zu vermeiden.

Der Expertenstandard richtet sich an Pflegefachkräfte in Einrichtungen der ambulanten Pflege, der Altenhilfe und der stationären Gesundheitsversorgung, von denen bisher nur wenige über eine Spezialisierung in der Wundversorgung verfügen. Die Thematik ist jedoch so komplex, dass eine allgemeine pflegerische Expertise nicht zu allen notwendigen Aufgaben befähigt. Studien weisen darauf hin, dass für die kompetente Wahrnehmung ausgewählter Aufgaben, wie Wunddokumentation, Klassifizierung eines Dekubitus und Anlegen eines Kompressionsverbandes, spezielle Kompetenzen und Erfahrungen notwendig sind. Die Spezialisierung auf „Wunden" ist bereits seit Jahren etabliert, aber häufig ohne die spezielle pflegerische Ausrichtung zur Hilfestellung für die Betroffenen bei der Bewältigung des Lebens mit der Erkrankung. Um den ausgewählten, spezifischen Anforderungen des Expertenstandards entsprechen zu können, müssen pflegerische Fachexpertinnen über Qualifikationen verfügen, die der komplexen Problemsituation der Betroffenen gerecht werden.

Zur pflegerischen Versorgung der hier fokussierten Wunden existieren zahlreiche internationale Leitlinien, z. B. aus England (NICE) und Kanada (RNAO). Diese sind jedoch im Kontext mit einem anderen Gesundheitssystem, Ausbildungssystem und Verantwortungsbereich von Pflegefachkräften (z. B. Zuständigkeit für Diagnostik und Therapie) entstanden. Ähnliches gilt auch für internationale Studien zu diesem Themenschwerpunkt. Aussagen und Ergebnisse aus internationalen Leitlinien und Studien, vorrangig zu Diagnostik der Wundart und wundbezogenen Therapieentscheidungen, können nicht in allen Fällen und unmittelbar auf die deutsche Situation übertragen werden. Seit geraumer Zeit entwickeln sich allerdings auch in Deutschland unterschiedliche informelle Arbeitsteilungen zwischen den Berufsgruppen. So verlassen sich viele Ärztinnen im niedergelassenen Bereich mittlerweile auf die Fachkompetenz pflegerischer Fachexpertinnen und ordnen die Wundversorgung bereits dem pflegerischen Verantwortungsbereich zu.

In die Literaturanalyse wurden auch Fragestellungen zur direkten Wundtherapie, z. B. Auswahl von Verbandmaterialien, aufgenommen, die juristisch gesehen nicht in den Aufgabenbereich von Pflegefachkräften in Deutschland gehören. Dies geschah deshalb, weil Pflegefachkräfte im Rahmen der Durchführungsverantwortung die sachgerechte Anordnung der Therapie einschätzen können müssen.

Struktur (S)	Prozess (P)	Ergebnis (E)
Die Pflegefachkraft S1a – verfügt über aktuelles Wissen und kommunikative Kompetenz, Menschen mit einer chronischen Wunde zu identifizieren und deren Einschränkungen und Fähigkeiten des Selbstmanagements sensibel zu erkunden. Die Einrichtung S1b – verfügt über eine intra- und interprofessionell geltende Verfahrensregelung zur Versorgung von Menschen mit chronischen Wunden. Sie stellt sicher, dass eine pflegerische Fachexpertin zur Verfügung steht, und hält erforderliche Materialien für Assessment und Dokumentation bereit.	Die Pflegefachkraft P1a – erfasst im Rahmen der pflegerischen Anamnese bei allen Patientinnen/Bewohnerinnen wund- und therapiebedingte Einschränkungen sowie Möglichkeiten des gesundheitsbezogenen Selbstmanagements. P1b – holt eine medizinische Diagnose ein. Für das wundspezifische Assessment zieht sie, insbesondere zur Ersteinschätzung und Dokumentation der Wunde, eine pflegerische Fachexpertin hinzu und bindet diese nach Bedarf in die weitere Versorgung ein	E1 – Die Dokumentation enthält differenzierte Aussagen zu den Punkten: □ Mobilitäts- und andere Einschränkungen, Schmerzen, Wundgeruch, Exsudat, Ernährungsstatus, psychische Verfassung; □ Wissen der Patientin/Bewohnerin und ihrer Angehörigen über Ursachen und Heilung der Wunde sowie Selbstmanagementkompetenzen; □ spezifische medizinische Wunddiagnose, Rezidivzahl, Wunddauer, -lokalisation, -größe, -rand, -umgebung, -grund und Entzündungszeichen.
Die Pflegefachkraft S2 – verfügt über aktuelles Wissen zur Behandlung wundbedingter Einschränkungen, zu krankheitsspezifischen Maßnahmen je nach Wundart (z. B. Bewegungsförderung, Druckentlastung oder Kompression), zur Wundversorgung, zur Grunderkrankung und zur Rezidiv- und Infektionsprophylaxe sowie zum Hautschutz.	P2 – plant unter Einbeziehung der beteiligten Berufsgruppen gemeinsam mit der Patientin/Bewohnerin und ihren Angehörigen Maßnahmen zu folgenden Bereichen: wund- und therapiebedingte Beeinträchtigungen, wundspezifische Erfordernisse, Grunderkrankung und Rezidivprophylaxe, Vermeidung weiterer Schäden, Umsetzen medizinischer Verordnungen.	E2 – Ein individueller, alltagsorientierter Maßnahmenplan, der die gesundheitsbezogenen Selbstmanagementkompetenzen der Patientin/Bewohnerin und ihrer Angehörigen berücksichtigt, liegt vor.
Die Pflegefachkraft S3a – verfügt über Steuerungs- und Umsetzungskompetenzen bezogen auf die Pflege von Menschen mit chronischen Wunden. Die Einrichtung S3b – stellt sicher, dass verordnete Hilfs- und Verbandmittel unverzüglich bereitgestellt werden und Materialien für einen hygienischen Verbandwechsel zur Verfügung stehen. Sie sorgt für eine den komplexen Anforderungen angemessene Personalplanung.	P3a – koordiniert die inter- und intraprofessionelle Versorgung (z. B. durch Ärztin, pflegerische Fachexpertin, Physiotherapeutin, Podologin und Diabetesberaterin). P3b – gewährleistet eine hygienische und fachgerechte Wundversorgung sowie eine kontinuierliche Umsetzung des Maßnahmenplans unter Einbeziehung der Patientin/Bewohnerin und ihrer Angehörigen.	E3 – Die koordinierten und aufeinander abgestimmten Maßnahmen sind sach- und fachgerecht umgesetzt. Ihre Durchführung und Wirkung sind fortlaufend dokumentiert. Die Patientin/Bewohnerin und ihre Angehörigen erleben die aktive Einbindung in die Versorgung positiv.

Die Pflegefachkraft S4a – verfügt über aktuelles Wissen und Kompetenz zu Beratung, Schulung und Anleitung zum Selbstmanagement. Die Einrichtung S4b – stellt zielgruppenspezifische Materialien für Beratung, Schulung und Anleitung zur Verfügung.	P4 – schult zu Wundursachen und fördert die Fähigkeiten der Patientin/Bewohnerin und ihrer Angehörigen zur Wundversorgung sowie zum Umgang mit wund- und therapiebedingten Einschränkungen durch Maßnahmen der Patientenedukation. Sie unterstützt die Kontaktaufnahme zu anderen Berufs-, Selbsthilfe- oder weiteren Gesundheitsgruppen (z. B. Raucherentwöhnung).	E4 – Die Patientin/Bewohnerin und ihre Angehörigen kennen die Ursache der Wunde sowie die Bedeutung der vereinbarten Maßnahmen und sind über weitere Unterstützungsmöglichkeiten informiert. Ihr gesundheitsbezogenes Selbstmanagement ist entsprechend ihren individuellen Möglichkeiten gefördert.
Die Pflegefachkraft S5 – verfügt über die Kompetenz, den Heilungsverlauf der Wunde und die Wirksamkeit der gesamten Maßnahmen zu beurteilen.	P5a – beurteilt unter Beteiligung einer pflegerischen Fachexpertin in individuell festzulegenden Abständen innerhalb eines Zeitraums von ein bis 2 Wochen die lokale Wundsituation (Wiederholung des wundspezifischen Assessments). P5b – überprüft spätestens alle vier Wochen die Wirksamkeit der gesamten Maßnahmen und nimmt in Absprache mit allen an der Versorgung Beteiligten gegebenenfalls Änderungen daran vor.	E5 – Anzeichen für eine Verbesserung der Wundsituation oder der durch die Wunde hervorgerufenen Beeinträchtigungen der Lebensqualität liegen vor. Änderungen im Maßnahmenplan sind dokumentiert.

Zielsetzung: Jede Patientin/Bewohnerin mit einer chronischen Wunde vom Typ Dekubitus, Ulcus cruris venosum/arteriosum/mixtum oder Diabetisches Fußsyndrom erhält eine pflegerische Versorgung, die ihre Lebensqualität fördert, die Wundheilung unterstützt und Rezidivbildung von Wunden vermeidet.

Begründung: Chronische Wunden führen, insbesondere durch Schmerzen, Einschränkungen der Mobilität, Wundexsudat und -geruch, zu erheblichen Beeinträchtigungen der Lebensqualität. Durch Anleitung und Beratung der Patientin/Bewohnerin und ihrer Angehörigen zu alltagsorientierten Maßnahmen im Umgang mit der Wunde und den wund- und therapiebedingten Auswirkungen können die Fähigkeiten zum gesundheitsbezogenen Selbstmanagement so verbessert werden, dass sich positive Effekte für Wundheilung und Lebensqualität ergeben. Des Weiteren verbessern sachgerechte Beurteilung und phasengerechte Versorgung der Wunde sowie regelmäßige Dokumentation des Verlaufs die Heilungschancen.

Die vollständige Veröffentlichung zum Expertenstandard Pflege von Menschen mit chronischen Wunden enthält darüber hinaus eine ausführliche Kommentierung der Standardkriterien, eine umfassende Literaturstudie zum Thema, ein im Modellprojekt zur Implementierung des Expertenstandards entwickeltes Audit-Instrument zur Messung des Zielerreichungsgrades bei der Anwendung des Expertenstandards sowie detaillierte Empfehlungen für eine erfolgreiche Implementierung.

Die abschließende Veröffentlichung kann zu einem Preis von 24,50 € (inkl. MwSt., versandkostenfrei) schriftlich beim DNQP bestellt werden.

Deutsches Netzwerk für Qualitätsentwicklung in der Pflege (DNQP)

Wissenschaftliche Leitung: Prof. Dr. Andreas Büscher

Wissenschaftliches Team: Dipl.-Pflegewirtin Petra Blumenberg; Prof. Dr. Andreas Büscher; Prof. Dr. Martin Moers; Anna Möller, M.A.; Prof. Dr. Doris Schiemann; Dipl.-Pflegewirt Heiko Stehling, MScN

DNQP-Geschäftsstelle: Dipl.-Geograph Jan Kolja Paulus
Hochschule Osnabrück · Fakultät für Wirtschafts- und Sozialwissenschaften
Postfach 1940 · 49009 Osnabrück · Tel.: (0541) 969-2004 · Fax: (0541) 969-2971
E-Mail: dnqp@hs-osnabrueck.de · Internet: http://www.dnqp.de

Sachwortverzeichnis

Bisher erschienen:

PRAXISHILFEN
Praktische Geriatrie
Der ältere Patient beim Hausarzt

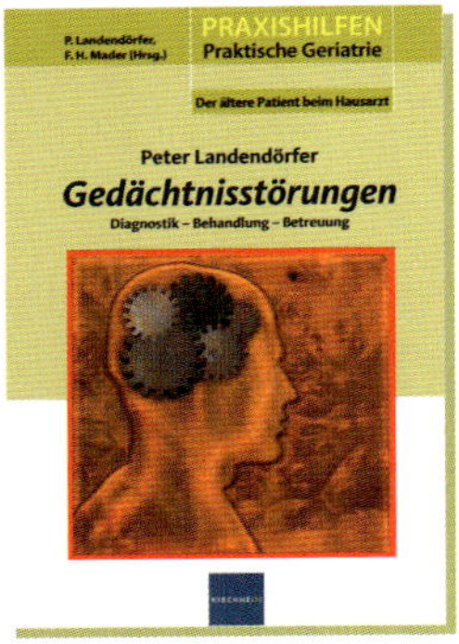

Band 1:

Gedächtnisstörungen

Dr. med. Peter Landendörfer

ISBN 978-3-87409-480-1
72 S., 12,50 €

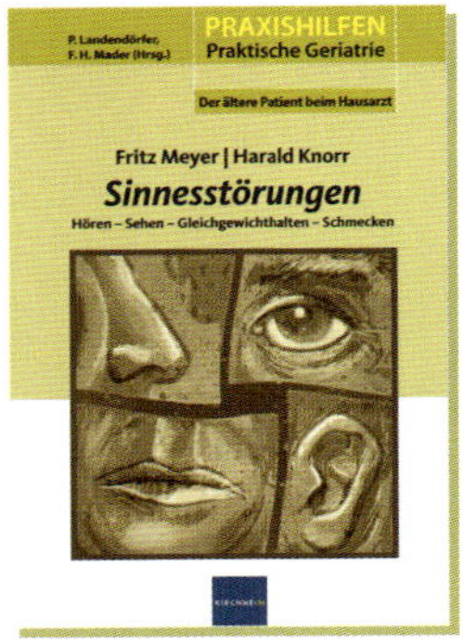

Band 2:

Sinnesstörungen

Dr. med. Fritz Meyer,
Dr. med. Harald Knorr
ISBN 978-3-87409-531-0
80 S., 14,90 €

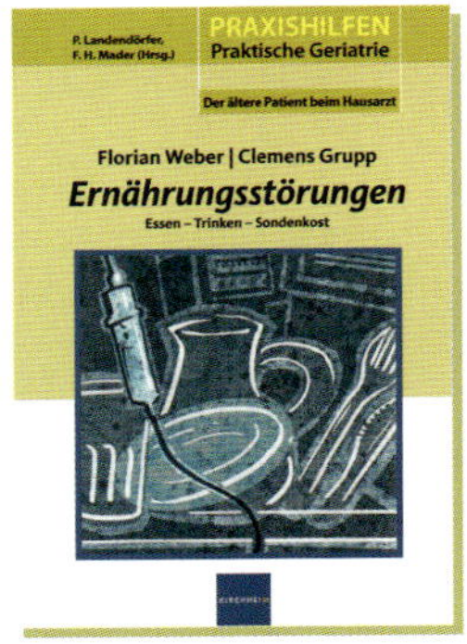

Band 3:

Ernährungsstörungen

Dr. med. Florian Weber,
Dr. med. Clemens Grupp
ISBN 978-3-87409-522-8
64 S., 14,90 €

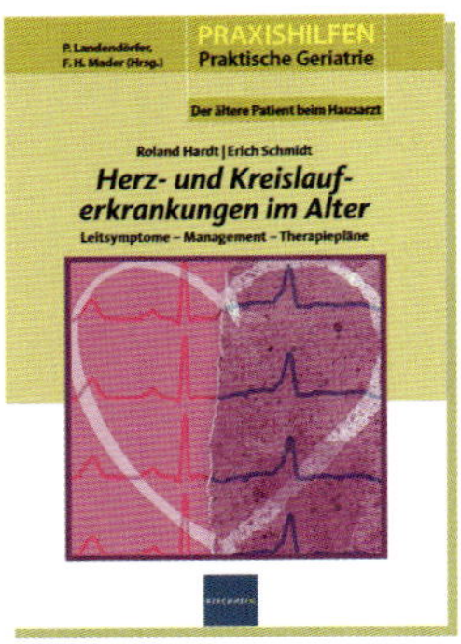

Band 4:

Herz- und Kreislauf-erkrankungen im Alter

Prof. Dr. med. Roland Hardt,
Dr. med. Erich Schmidt
ISBN 978-3-87409-570-9,
64 S. 14,90 €

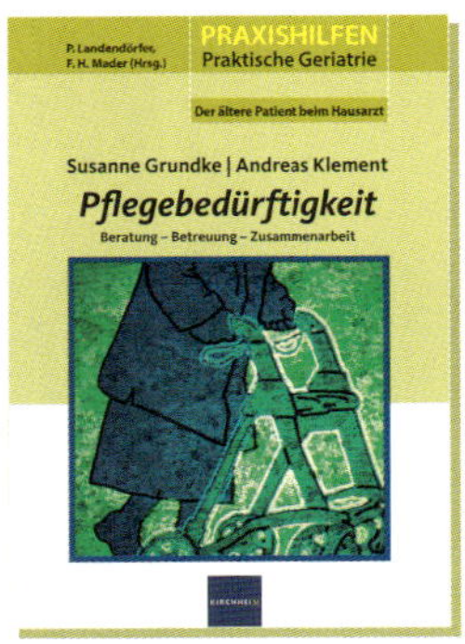

Band 5:

Pflegebedürftigkeit

Prof. Dr. phil. S. Grundke
Prof. Dr. med. A. Klement
ISBN 978-3-87409-586-0
80 S., 14,90 €

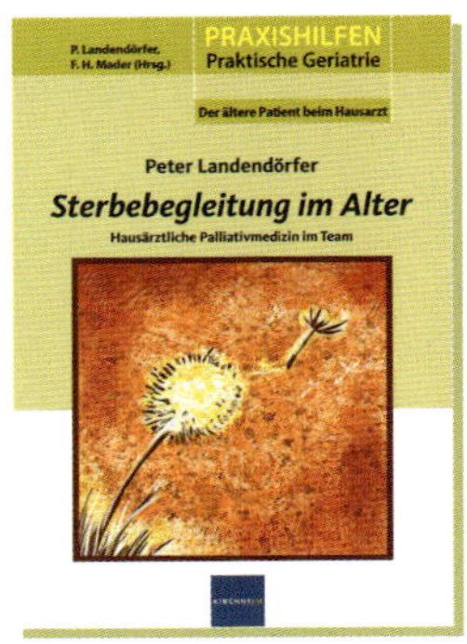

Band 6:

Sterbebegleitung im Alter

Dr. med. Peter Landendörfer

ISBN 978-3-87409-589-1
100 S., 14,90 €

KIRCHHEIM

www.kirchheim-shop.de